전문응급구조사를 위한 약물 가이드

Drug guide for Paramedics

전문응급구조사를 위한 약물 가이드

Drug guide for Paramedics

2nd Edition

DRUG GUIDE FOR PARAMEDICS

Richard A. Cherry / Bryan E. Bledsoe

메디컬코리아 Medical Korea

전문응급구조사를 위한

약물가이드

김진우 · 홍성엽 · 양희범 · 윤종근 · 조병준 · 김경용
김수일 · 김미숙 · 김경완 · 박상현 · 박재성 · 김광석
윤병길 · 강광순 · 방성환 · 최재웅 · 김지희 공역

PEARSON

머리말

인류의 질병을 정복하려는 연구와 노력은 제약산업 및 신약개발의 기술발전을 가져왔으며, 각 약물의 성상, 작용, 부작용, 약물상호작용 등에 대한 기초적인 이론을 이해시키려는 교재들이 많이 개발되었다.

본 교재는 응급구조사교육에 있어서 한정된 강의 시간 내에 약물의 작용 및 이론 등을 습득하기 어렵다는 점을 감안하여 실제 임상에서 사용되는 약물 등을 찾아보기 쉽도록 구성한 포켓북이다. 특히 이 책의 특징은 임상적 활용면을 강조하기 위해 포켓북 크기로 임상실습을 하는 학생들이나 응급구조사들이 간편하게 소지할 수 있다는 것이 큰 장점이다.

본 교재가 응급구조사나 학생들의 공부에 도움이 되고 졸업 후 현장에서도 참고할 수 있는 약리학 교본이 될 수 있다면 더 없는 기쁨이 될 것이다.

끝으로 이 책을 제작하는 데 협조해주신 여러분과 메디컬코리아 직원들에게 감사드린다.

2012년 8월

역자 일동

차례

CONTENTS

Drug Profiles

Abcximab (압식시맙)

분류 Ⅱb-Ⅲa 당단백질 억제제; 항혈전제; 항혈소판제

상품명 리오프로(Reopro™), 클로티냅(Clotinab™)

치료효과 및 약력학 Abcixmab은 근육세포와 혈관의 내벽, 혈소판에서 발견되는 Ⅱb-Ⅲa 당단백 수용체에 붙는다. 이것은 피브리노겐을 막아서 혈소판이 응집되는 것을 막아주고 활성화된 혈소판의 수용체에 작용하여 응집되는 것을 예방한다.

응급 사용 Abcixmab은 아스피린 외에 경피적관상동맥중재술(PCI)을 시행한 후 허혈성 심장 합병증을 예방하기 위하여 사용한다.

성인 용량: 불안정 협심증(경피적관상동맥성형술 이전): 0.25mg/kg 일시정맥주입 후 18-24시간 동안 0.125mcg/kg/min(최대 10mcg/min) 용량으로 연속정맥주입

소아 용량: 환자마다 다르다(거의 사용되지 않음).

약동학

흡수: IV로 즉시 흡수되며 2시간 내 90% 이상으로 혈소판의 응집을 막는다. 작용 시간은 48시간이며 반감기는 30분이다.

분포: 체내 모든 체액에 골고루 분포된다.

금기 및 주의사항

Abcixmab은 출혈의 위험성을 높이기 때문에 다음과 같은 사람에서는 금기이다.

최근 6주 이내에 활동성 내출혈을 일으킨 경우, 임상적으로 중요한 소

화기관 내 출혈, 2년 이내에 뇌졸중의 과거병력 및 신경학적 손상이 있는 뇌졸중의 경우, 범 혈소판감소증인 경우, 최근 6개월 내 주요 수술이나 외상을 입은 경우, 두개내 종양, 동정맥 기형, 조절되지 않는 고혈압, 혈관염의 과거병력이 있는 경우이다.

부작용

- 혈역학적: 두개내출혈, 복강 내 장기 출혈, 토혈
- 중추신경계: 어지러움, 불안, 비정상적 사고, 보행장애, 감각 장애, 혼돈, 근수축, 혼수, 근긴장, 복시
- 호흡기계: 폐렴, 수포음, 가슴막삼출액, 기관지염, 기관지경련, 가슴막염, 폐색전, 나음
- 근골격계: 근무력증
- 비뇨기계: 소변저류, 배뇨곤란, 비정상적인 콩팥기능, 빈뇨, 방광통, 요실금, 전립샘염

상호작용

경구 항응고제, 비스테로이드성 소염진통제, dipyridamole, ticlopidine, dextran은 출혈의 위험성을 증가시킨다.

병원전 고려할 사항

- 잠재적 출혈의 요인이 될 수 있는 곳(카테터 삽입, 바늘로 뚫은 곳; 소화기계, 비뇨기계 또는 후복막 기관)을 모니터한다; 약물투여 중에 과민반응이 언제든 일어날 수 있다.
- 출혈의 위험성을 감소시키기 위하여 불필요한 침습적 검사를 피하

거나 최소화한다.

- 만약 알레르기 증상이나 아나필락시스 증상이 보인다면 즉시 투여를 멈추고 적절한 치료를 시작한다.
- 다른 심혈관계 약물이나 수액과 섞어서 IV로 투여하는 것이 모순되지 않더라도 가능한 한 단독으로 투여하는 것이 좋다.

Acetaminophen (아세트아미노펜)

분류 진통제 및 해열제

상품명 써스펜(Suspen™), 타이리콜(Tylicol™), 트라몰(Tramol™), 타이레놀(Tylenol™)

치료효과 및 약력학 Acetaminophen은 임상적으로 진통과 열을 내리는 데 효과가 증명되었다. Acetaminophen은 역치 이상의 고통에서 감각을 둔화시켜 통증을 호전시키고 시상하부의 열 중추에 작용하여 열을 내린다. Acetaminophen은 아스피린 작용과 유사하다. 하지만 아스피린과 다르게 acetaminophen은 항 혈전 효과가 적고 출혈 시간에 영향을 미치지 않는다. 그리고 일반적으로 위 궤양성 출혈이 없다. Acetaminophen은 아스피린이나 다른 아스피린 계열 약물과는 부작용이 다르다.

응급 사용 Acetaminophen은 아스피린 대용으로 사용되며, 열을 떨어뜨리고 일시적으로 통증을 감소시킨다.

성인 용량: 325-650mg PO 4-6시간마다 투여(최대 4g/day); 650mg PR 4-6시간마다(최대 4g/day)

소아 용량: 15mg/kg을 4-6시간마다 투여(1일 최대 5회로 75mg/kg를 넘지 않는다).

약동학

흡수: 빠르고 대부분 다 소화기관에서 흡수가 된다(60-70%). 최대 농도는 1-2시간이며 작용 시간은 3-4시간이고, 반감기는 1-3시간이다.

분포: 태반을 통과하며 체내 체액에 골고루 퍼진다.

대사: 간에서 이루어진다.

배설: 90-100%가 소변으로 배설되나 유즙으로 배설되기도 한다.

금기 및 주의사항

Acetaminophen은 과민성을 가진 사람에게는 금기가 된다. 또한 3세 이하의 어린이, 빈혈이나 간질환을 앓고 있는 사람에게도 금기이다. 류머티즘 상태나 관절염의 영향이 있는 12세 미만의 어린이, 알코올 중독, 영양결핍, 혈소판감소증이 있는 경우는 주의하여 사용한다.

부작용: 급성 중독

- 중추신경계: 어지러움, 기면
- 소화기계: 식욕부진, 오심, 구토, 복통, 설사, 간독성, 간성 혼수, 급성 콩팥기능상실(드물게)
- 기타: 발한, 오한, 혈청 간 효소(ALT, AST)와 빌리루빈 상승, 저혈당

상호작용

Barbiturate나 carbamazepine, phenytoin, rifampin과 만성적으로 함께 투여하면 간독성을 증가시킬 수 있다. 만성 알코올 과용 환자에서는 간독성의 위험성이 더욱 증가된다.

병원전 고려할 사항

- 영양결핍이거나 알코올 환자에서는 간독성에 대한 acetaminophen의 적정용량이 선행되어야 한다.
- 과다사용하거나 만성적으로 사용하면 간 손상과 독성 효과를 일으킬 수 있다.
- Acetaminophen은 통증 조절 목적으로 성인이 10일 이상 자가 투여하면 안 되고 어린이에게 전문의와 상의 없이 5일 이상 투여해서는 안 된다. 열을 낮추기 위한 목적으로는 3일 이상 사용하면 안 되고, 39.5℃가 넘으면 사용하지 않으며, 의사의 처방 없이 24시간 이내에 5회분을 투여해서는 안 된다.

Activated Charcoal (활성탄, 약용탄)

분류 흡착제

상품명 차코도트현탁액(Charcodote™)

치료효과 및 약력학 Activated charcoal은 많은 약물과 화합물을 흡수하는 액체 부유물이다. 이것은 독성물질의 표면에 부착하는 과정을 통해 소화기관에서 흡수되는 것을 막아주며 간에서의 대사와 인체로 흡수되는 것을 막거나 줄일 수 있다. 이것은 엄청난 표면적을 가지고 있으며 독극물과 흡착하거나 결합되어 대변으로 배설된다. 이것은 응급상황에서 독극물을 음독하였을 경우에 사용되며, 흔히 음독되는 약물로는 acetaminophen, aspirin, atropine, barbiturates, digitalis, glycoside, phenytoin, 삼환계항우울제(TCA) 등이 있다. 시안화물을 흡착하지 않으며, 알코올, 지방성 탄화수소, 리튬염, 부식성 염화나트륨, 중금속 등의 흡착은 상대적으로 효과적이지 않다.

응급 사용 음독된 독을 치료하기 위해 사용한다.

성인 용량: 1회 투여 65-250㎖(약용탄으로 13-50g)를 위장 확대 및 그에 따른 구토를 최소화하기 위해 15분 이상에 걸쳐 천천히 투여한다.

소아 용량: 성인과 같다.

약동학

흡수: 전혀 흡수되지 않으며 최고 농도 시간, 작용 시간, 반감기 등은 알려져 있지 않다.

배설: 대변을 통해 배설된다.

금기 및 주의사항

Activated charcoal은 시안화물, 무기산, 가성 알칼리, 유기용매, 철, 에탄올, 메탄올의 중독 치료에는 사용되지 않는다.

부작용

- 소화기: 높은 용량을 빠르게 투여할 경우 구토를 일으킬 수 있다. 복

부 경련, 복부 팽만, 변비(sorbitol 첨가 시 설사)

상호작용

입안투여를 하는 모든 약의 흡수를 감소시킨다 — 최소 2시간 이상 간격을 두고 투여.

병원전 고려할 사항

- 활성탄을 해독제로 사용하기 전에 의료지도를 받기 위해 독극물관리센터에 연락을 한다.
- Activated charcoal 알약은 가루나 액체 형태보다 효과가 떨어지므로 위급한 상황에서 알약은 추천되지 않는다.
- Activated charcoal은 급성 음독에 가장 효과적인 약물이다. 응급상황에서 activated charcoal을 물에 섞은 다음 걸쭉하게 만든다(활성탄 20-30g을 적어도 240㎖의 물에 섞어야 한다).
- Activated charcoal은 비위장관튜브로도 투여할 수 있는데, 너무 빨리 투여하면 구토를 일으킬 수 있다.
- 필요하다면 약간의 과일 주스나 초콜릿 우유를 섞는 것이 activated charcoal의 맛을 향상시킬 수 있다.

Adenosine (아데노신)

분류 항부정맥제

상품명 아데노코(Adenocor™)

치료효과 및 약력학 Adenosine은 신체의 모든 세포에 존재하며 자연스럽게 발생하는 뉴클레오시드(nucleoside)이다. Adenosine은 방실결절(AV node)의 전기전도속도를 늦춰주고 방실결절과 동방결절(SA node)의 재회기 기전을 방해한다. 그 결과 발작심실상성빠른맥(PSVT)을 가진 환자에서 정상동성리듬으로 돌아올 수 있도록 한다. Adenosine은 메틸잔틴기에 경쟁적으로 길항작용을 하는데, 그런 종류에는 caffeine, theophylline, dipyridamole 등이 있다. Adenosine의 작용 시간과 반감기는 매우 빠르기 때문에 발작심실상성빠른맥의 효과적인 치료 약물로 사용할 수 있다. 일반적인 IV 용량은 6-12mg으로 전신적 효과를 볼 수 있다.

응급 사용: 발작심실상성빠른맥을 정상동성리듬으로 전환하기 위해서는 미주신경자극법(vagal maneuver)이 흔하다.

성인 용량: 6mg을 IV로 빠르게(1-2초) 주고 식염수를 주입한다. 빠른맥이 1-2분 내 소실되지 않으면 12mg을 반복 투여한다.

소아 용량: 0.1mg/kg을 IV로 빠르게(1-2초) 주고 식염수를 주입한다. 0.2mg/kg으로 1-2분 간격으로 반복 투여하고 최대 1회 허용치는 12mg이다.

약동학

흡수: IV로 투여한 경우에는 급속하게 적혈구와 혈관 내 상피세포에서 흡수가 된다. 최대효과 시간은 20-30초이며 반감기는 10초이다.

대사: 세포내로 급격하게 흡수되고 inosine, hypoxanthine 등에

의해서 흡수가 감소된다.

배설: 경로를 알 수 없다.

금기 및 주의사항

Adenosine은 방실 접합부를 천천히 전도하므로 2도나 3도 방실차단(AV block)에서는 금기이다. 이것은 실제로 짧은 2도나 3도 방실차단을 만들 수 있다. 심한 경우에는 짧은 반감기 시간이 몇 초밖에 지속될 수 없고 중재 없이 분해 되기 때문에 일시적인 무수축기가 일어날 수 있다. 동방결절 질환자나 교감성 느린맥 환자에게 사용해서는 안되며 페이스메이커로 인한 것은 예외로 한다. 심방조동이나 심방세동이 있는 경우 일시적인 심실의 느린 반응이 adenosine의 직접투여 뒤에 일어나게 된다.

Adenosine은 천식 환자나 교감신경이 악화되는 사람에게는 투여를 제한해야 한다. 호흡기계 절충이 adenosine 투여 중에 폐쇄성 폐질환을 가진 환자에게서 일어날 수 있다. Adenosine은 폐기종이나 기관지염이 아닌 폐쇄성 폐질환 환자에게 주의 깊게 사용하여야 하며 기관지수축이나 연축을 피해야 한다. Adenosine은 심한 호흡기계 어려움을 겪는 환자에게 계속 투여해서는 안 된다. 과민반응이 있는 환자에게도 사용하면 안 된다.

부작용

- 심혈관계: 얼굴 홍조, 두통, 발한, 심계항진, 심방세동, 심방조동, 가슴통증, 저혈압

- 호흡기계: 짧은 호흡, 호흡곤란, 가슴압박, 과호흡
- 중추신경계: 두통, 어지러움, 팔 저림, 흐릿한 시야, 작열감, 목과 등의 통증
- 소화기계: 오심, 쇠맛, 가슴 압박감

상호작용

Adenosine을 IV로 투여하는 것은 quinidine이나 β 차단제, 칼슘채널차단제, ACEI 같은 다른 심혈관계 약물이 투여되어 있는 상태에서 효과적이다. Adenosine의 효과는 카페인이나 테오필린에 의해 길항된다. 이러한 메틸잔틴기가 존재하는 상황에서 adenosine은 많은 용량이 필요하거나 또는 효과가 없다. Adenosine 효과는 diprydimole에 의해 잠정적으로 결정된다. 그러므로 diprydimole이 있다면 적은 용량의 adenosine으로도 큰 효과를 볼 수 있다. 다른 약물에 의해 유발된 심장 차단을 carbamazepine이 증가시킨다는 보고가 있다. 왜냐하면 adenosine의 일차적인 효과는 방실결절을 통하여 전도를 차단하는 데 있으며 carbamazepine의 존재로 더 높은 정도의 차단이 일어나기 때문이다.

병원전 고려할 사항

- IV로 빠르게 투여하고 대정맥을 통해서 투여하며 곧바로 식염수를 투여한다.
- 사용할 때는 용액을 깨끗하게 해야 한다. 왜냐하면 이것은 어떠한 보존제가 들어있지도 않고 사용하고 남은 것은 버려야 하기 때문이다.

- 주입 후 6-7분 동안 1-30초마다 심전도, 혈압, 심박수를 관찰한다.
- 환자에게 일시적인 얼굴홍조 증상이 나타날 수 있음을 설명해 준다.

Albuterol (알부테롤, Salbutamol)

분류 교감신경 흥분작용의 기관지 확장제

상품명 벤토린(Ventolin™)

치료효과 및 약력학 Albuterol은 상대적으로 선택적인 β_2 교감신경 자극제이다. 주작용은 ATP로부터 cyclic AMP를 형성하는 adenyl cyclase를 자극하는 것이다. Cyclic AMP는 기관지의 민무늬근육을 이완시키며 기도 저항을 낮추고 점액배설을 잘되게 하며 폐활량을 증가시킨다. 이는 β_1(심장)이나 α(말초혈관)에 적은 영향을 끼친다. Albuterol은 치료 용량에서 비만세포로부터 히스타민 분비를 막음으로써 점액분비를 줄여주며 폐 모세혈관의 알레르기 반응으로 인한 점막 부종을 줄여준다.

응급 사용 가역적인 폐쇄성 기도질환(천식, 만성기관지염, 폐기종)과 기관지연축의 급성증상인 환자에서 기관지연축을 완화 시키기 위해 사용된다.

성인 용량: 계량흡입기(2회 분무)로 90mcg이나 분무기(nebulizer)로 2.5-3.0mℓ의 생리식염수에 2.5mg을 섞어서 준다. 필요하다면 6시간 후 반복할 수 있다.

소아 용량: 분무기로 2.5-3.0mℓ의 생리식염수에 0.15mcg/kg을 섞어서 준다.

약동학

흡수: 시작은 투여 후 5-15분 후에 나타나며 최대효과는 1-1.5시간 후이다. 작용 시간은 3-6시간이며 반감기는 3시간보다 짧다.

분포: 흡입했을 때 albuterol은 기관지를 따라 근육세포에 분포한다. 매우 적은 양이 전신으로 흡수되고 분포한다.

대사: 간에서 대사되며 태반을 통과할 수 있다.

배설: 3일 안에 소변으로 76%가 배설된다.

금기 및 주의사항

약에 과민성이 있는 환자에게는 절대 사용하지 않는다.

부작용

- 중추신경계: 떨림, 불안, 어지러움, 발작, 두통, 불면증
- 소화기계: 오심, 소화불량
- 이비인후계: 인두염, 코 충혈
- 심혈관계: 심계항진, 빠른맥, 고혈압
- 호흡기계: 기관지 연축, 기침, 천명음

상호작용

다른 교감신경계적 기도 확장제나 에피네프린은 albuterol과 같이 사용하면 안 된다. Albuterol은 모노아민산화효소억제제(MAOI)나 삼환계항우울제(TCA)로 치료받고 있는 환자에게는 조심해서 투여해야

한다. β 수용체를 막는 약제와 albuterol은 각각의 작용을 막는다. Albuterol이 혈청 칼륨을 낮출 수 있으므로 혈청 칼륨을 낮추는 다른 약제를 사용하는 환자에서는 주의해야 한다.

병원전 고려할 사항

- 입안으로 albuterol을 투여할 수 있다. 입안투여의 가장 일반적인 부작용은 손가락의 미세한 떨림이다.
- 2-6세의 어린이가 중추신경계 자극이나 소화기계 증상이 더 빈번하다는 것을 예상한다. 대부분의 환자들은 약과 흡입기 사용법을 교정할 수 있는 적절한 교육을 받지 못한다. 그들이 약물을 적절히 투여하고 있을 거라고 추측하지 않는다.

Alteplase Recombinant (tPA, 알티피에이)

분류 혈전용해제

상품명 액티라제(Actilyse™)

치료효과 및 약력학 tPA의 재조합 DNA형은 혈전용해제이다. tPA는 활성화 단백용해 효소인 섬유소용해효소(plasmin)를 형성하여 혈전용해를 촉진한다. 섬유소용해효소는 섬유소, 섬유소원, 인자(factor)5, 8, 12를 분해시킬 수 있다.

응급 사용 급성 심근경색과 허혈성 뇌졸중 환자의 혈전용해

성인 용량: 15mg를 IV로 투여하고 30분 동안 0.75mg/kg(50mg까지)

투여한 후 60분 동안 0.5mg/kg(35mg) 투여한다.

소아 용량: 사용하지 않는다.

급성 폐색전증에서 혈전용해

성인 용량: 100mg를 IV로 투여 2시간 이상.

소아 용량: 사용하지 않는다.

약동학

흡수: 시작 후 최대효과는 주입 후 5-10분 후

반감기: 26.5분

대사: 간에서 대사

배설: 소변으로 배설

금기 및 주의사항

alteplase는 활동성 내출혈, 대동맥 박리, 외상성 심정지, 최근 출혈성 뇌졸중이나 최근 두개내 수술, 척추 수술 그리고 두개내 종양, 조절되지 않는 고혈압, 임신, 심각한 알레르기 반응에 절대적으로 금기이다. 10일 이내 주요 수술을 했거나 뇌혈관 질환 그리고 최근 소화기계나 비뇨기계 출혈, 외상, 고혈압, 75세 이상 환자에게서는 주의하여 사용한다. 입안용 항응고제 복용 중인 환자에게 사용도 주의한다.

부작용

혈액학적으로 의미 있는 내출혈과 표면출혈

상호작용

다른 항응고제 치료 중인 환자에서 조심한다.

병원전 고려할 사항

- 가능하다면 급성 심근경색인 경우 6시간 이내, 뇌졸중인 경우 3시간 이내 빨리 IV로 투여한다.
- 100mg 약병은 진공이 없다. 제조사의 사용방법을 따르고 다시 쓰기 위해 제공된 도구를 사용한다.
- 총용량이 100mg를 넘지 않는다. 많은 용량은 두개내출혈과 연관이 있다.
- 30-50mℓ의 N/S와 D5W를 주입한 후 약을 투여한다.
- 약물 투여 중에 환자는 침대에 있게 한다.
- 활력징후를 자주 체크한다. 심장리듬의 변화에 적절히 대응하고 부정맥 치료를 멈춰야 한다.
- 치료 후 첫 1시간에 15분마다 과다 출혈을 관찰하고 2-8시간 후 30분마다 그 이후는 8시간마다 관찰한다.
- 매 30분에서 8시간까지는 시간마다 신경학적 체크를 한다.
- 자발적인 출혈이 alteplase에서 헤파린보다 2배 더 자주 일어난다. 그러므로 환자의 침습적인 시술을 피해야 한다. 근육주사는 금기이다. 예방을 위해 혈전용해제 치료 동안 환자의 신체적 활동을 피하게 한다.

Aminophylline (아미노필린)

분류 기관지 확장제

상품명 아미노필린(aminophylline™), 아미린(Amilin™)

치료효과 및 약력학 메틸잔틴은 교감신경과는 다른 방법으로 기도확장을 일으키며 이것들은 그들을 분해하는 효소를 막아 β 효능제의 효과를 지속시킨다. 결과적으로 β_2 효과가 지속된다. 이런 이유로 그들은 약간의 심장과 중추신경계를 자극하고 배뇨를 촉진시킨다. 메틸잔틴이 만성폐쇄성폐질환(COPD) 환자에서 장기간 기도유지를 위해 우선적으로 사용될지라도 aminophylline이 교감신경 자극과는 다른 기관지 확장제에 반응이 없는 환자에게 더 효과적일 수 있다. 급성 천식에서의 효과는 아직 논란 중이다. 이는 β_2 효능제와 스테로이드 치료 중인 천식 급성악화의 일반적인 치료가 아니다.

응급 사용 천식이나 만성폐쇄성폐질환(COPD)으로 인한 기관지수축을 완화 시키기 위해 사용

성인 용량: 250-500mg을 20-30분 동안 IV로 투여한다.

소아 용량: 6mg/kg을 20-30분 동안 최대용량은 12mg/kg/24hr를 넘지 않아야 한다.

부가적인 수액치료가 금기인 울혈성심장기능상실 환자에서 기관지수축을 완화하기 위하여 사용한다.

약동학

흡수: 혈류로 빠르게 흡수된다. 작용 시간과 최대효과는 15분 후이

며, 작용 시간은 나이, 흡연여부, 간 기능에 따라 4-8시간으로 다양하다.

분포: 태반 통과

대사: 대부분 간에서 배설된다.

배설: 콩팥, 모유로 분비된다.

금기 및 주의사항

aminophylline은 메틸잔틴에 과민성이 있거나 조절되지 않는 부정맥 환자에서는 금기이다. 심장질환이나 고혈압 환자에서는 조심해서 사용해야 한다. 또한 간 기능저하, 당뇨, 갑상선기능저하증, 녹내장, 전립선 비대증, 섬유성 유방질환, 샘창자 궤양의 과거병력, 만성폐쇄성폐질환, 급성인플루엔자, 영유아나 소아, 55세 이상에서도 주의해야 한다.

부작용

- 중추신경계: 두통, 어지러움, 과민성, 불면증, 우울, 걱정, 근육과민성, 발작
- 심혈관계: 부정맥, 빠른맥, 과호흡, 가슴통증, 심각한 저혈압, 심정지
- 소화기계: 오심, 구토, 식욕부진, 토혈, 설사, 상복부 통증

상호작용

최근 theophylline을 복용한 급성악화 환자에서는 혈청 theophylline 수치를 aminophylline 투여 전에 결정해야 한다. Theophylline의 준비는 많은 약제와 상호작용을 한다. Cimetidine, erythromycin과 퀴

퀴놀론계 항생제는 혈청 테오필린 수치를 높일 수 있다.

병원전 고려할 사항

- aminophylline은 치료약물의 범위가 아주 좁다. Aminophylline을 주입하는 동안 환자의 저혈압, 부정맥, 발작이 나타나는지 주의 깊게 관찰한다. 심박수의 갑작스런 변화, 날카롭고 예기치 못한 상승은 독성의 유용한 임상적 지표이다. 독성의 경미한 증상은 종종 심부정맥이나 발작에 선행하지 않는다.
- Aminophylline을 IV로 투여하는 것은 심정지를 유발할 수 있으므로 주입속도를 주의 깊게 관찰해야 한다.
- Aminophylline 용액의 색이 변하였거나 침전물이 생겼다면 사용하지 않는다.
- 나이가 많고 급격히 아프거나 심한 호흡기계 문제, 간 기능, 호흡기계 부종은 약물 배설률이 줄어들어 독성 위험이 높다.
- 어린이는 성인보다 메틸잔틴의 중추신경계 자극 효과에 더 예민하다. 약물용량을 줄여서 사용해야 한다.
- 흡연은 aminophylline의 배설을 증가시킨다. 그러므로 치료 요구 용량이 더 높고 비흡연자보다 더 투여간격을 짧게 하여야 한다.

Amiodarone (아미오다론)

분류 항부정맥제

상품명 코다론(Cordarone™)

치료효과 및 약력학 Amiodarone은 모든 심장조직에 직접적으로 영향을 미치는 데 있어서 다른 항부정맥제와 다르다. 이것은 안정전위막이 중요영향을 미치지 않는 불응기와 활동전위의 기간을 연장시키는 것으로 생각된다. IV로 투여하는 것은 민무늬근 혈관을 이완시키고 말초혈관의 저항성을 감소시키며, 관상동맥의 혈류를 증가시킨다. Amiodarone은 또한 교감신경자극을 억제하는 효과도 있다.

응급 사용 생명을 위협하는 심실과 심실성빠른맥을 치료하기 위해서 사용한다.

성인 용량: 150-300mg IV로 10분 동안 투여하고, 6시간 동안 1mg/min로 투여한다. 유지용량은 0.5mg이다. 하루 총 투여 용량은 2.2g을 초과해서는 안 된다. 입안투여는 하루 800-1,600mg으로 1-2회 투여하고 유지용량은 하루 400-600mg으로 한다.

소아 용량: IV/IO로 5mg/kg으로 빠르게 투여한다. 최대용량은 15mg/kg이다. 입안투여는 5-15mg/kg/day를 1-2회로 나누어 주며 유지용량은 5mg/kg/day로 한다.

약동학

정맥내: IV로 투여한 즉시 급속히 분포되며 30-45분 내 혈중농도는 10% 감소한다. 대사와 배설은 일차적으로 간에서 이루어진다.

짧은 기간으로 IV를 사용할 때는 치료용량과 농도와의 관계는 없다. 입안: 입안 amiodarone은 50% 흡수된다. 작용시작은 2-3일이다. 최고 농도는 3-7시간에 도달한다. 분포는 지방조직, 폐, 콩팥, 지라로 된다. 간에서 배설되고 반감기는 40-55일이다. 약물은 태반을 통과할 수 있으며 유즙으로 분비될 수 있다.

금기 및 주의사항

이 약물은 자동능과, 수축, 전도능력을 감소시키기 때문에 과민성이 있는 환자에게 IV 투여는 금기이다. 인공심박조율기(Pacemaker)를 사용할 수 없다면 심한 동성느린맥, 고도 방실차단이 있는 경우에 amiodarone을 사용하지 않는다. 심한 간질환 환자에서는 amiodarone이 간에서 대사되므로 조심해서 사용해야 한다. 또한 임신한 여성에서도 주의해서 사용해야 한다.

부작용

- 중추신경계: 말초신경장애, 피로, 보행장애, 어지러움, 팔다리마비, 운동장애, 두통
- 심혈관계: 느린맥, 저혈압, 동성정지, 심인성 쇼크, 만성심장기능상실, 부정맥, 방실차단
- 눈: 각막미세결절, 시신경염, 시신경병증, 시야혼탁, 시력상실, 광과민성
- 소화기계: 변비, 구토, 오심
- 호흡기계: 폐렴, 폐간질섬유화

- 피부: 푸른 색소 침착, 광과민성, 발진
- 기타: 혈관부종, 갑상선기능항진증, 간독성, 임신 중 복용했을 경우 선천성 갑상선기능저하증

상호작용

Amiodarone은 digoxin의 수치를 증가시키고 disopyramide, procainamide, quinidine, flecainide, lidocaine의 독성을 증가시킨다. 또한 경구 항응고제의 효과를 강화시킨다. 칼슘채널차단제와 β 차단제는 동성느린맥, 동정지, 방실차단을 유발할 수 있다. Amiodarone은 phenytoin의 수치를 2-3배 증가시킨다. Ritonavir의 심독성을 증가시킨다. 추가적으로 fentanyl, cyclosporine, cimetidine 등과 상호작용을 일으킨다.

병원전 고려할 사항

- IV로 약물을 투여하는 동안 저혈압을 예방하기 위하여 주의 깊게 혈압을 관찰한다. 만약 가능하다면 약물을 천천히 주입하거나 불연속적으로 투여하는 것이 저혈압을 치료할 수 있다. 약물의 반감기가 길기 때문에 지속적으로 환자를 관찰하는 것이 중요하다.
- 급성으로 일어나는 주요 부작용에 대한 보고가 있다. 약물의 반감기가 길다는 것은 약물이 작용하는 시간도 길고 약물이 배설되는 데도 오래 걸린다는 것을 기억한다.
- 폐독성의 증상에 민감하다: 점진적인 호흡곤란이나 피로, 기침, 가슴막 통증, 열

- 흉부를 주의 깊게 청진하라. 호흡음이 작아지는지 수포음, 마찰음, 호흡주기를 주의 깊게 관찰한다. 약물에 의해 유발된 폐기능 문제는 만성심장기능상실이나 폐렴과는 구별되어야 한다.
- 약물반응이 안정적일 때까지 맥박과 혈압을 관찰한다. 느린맥 증상이 있는 경우 즉시 의사에게 보고한다.
- Amiodarone의 부작용을 주의 깊게 관찰하면서 항부정맥제 치료를 해야 한다. 특히 전도장애나 악화되는 부정맥일 때 주의한다. Amiodarone 치료가 시작되었다면 이전 용량의 30-50%가 감소되어야 한다.

Amrinone (암리논, Inamrinone)

분류 심장 수축제

상품명 암논(Amnone™)

치료효과 및 약력학 Amrinone은 혈관확장작용과 함께 심근수축작용이 있다. 강심제와 β 차단제와는 다른 작용을 하는 포스포디에스테라제 억제제이다. 심근의 기능이 떨어진 환자에서 이 약물은 심근의 수축력을 증가시키고, 심박출량과 일회 박출량을 증가시키며 또한 우심실 압력을 감소시키고, 폐모세혈관쐐기압과 혈관저항성을 감소시킨다. 이 약물은 심한 울혈성심장기능상실 환자에서 이뇨제나 강심제의 치료가 실패한 환자에서 자주 사용된다.

응급 사용

성인 용량: 0.75mg/kg을 IV로 2-3분간 투여하고, 5-15mg/kg/min으로 주입한다. 만약 더 필요하다면 30분 동안 더 주도록 한다. 암리논은 심근병증이나 심장 수술을 한 환자에서 심박출량을 증가시키고 전체적인 혈관저항을 개선시키기 위하여 사용한다.

소아 용량: 0.75-1mg/kg을 5분간 투여한다. 환아가 이 용량을 견뎌낸다면 2번 반복해서 총 3mg/kg이 되도록 하고 이어서 5-10mg/kg/min으로 IV로 주입한다.

약동학

흡수: 2-5분이 작용시작 시간이며 10분이 최고 농도이다. 작용 시간은 0.5-2시간이다.

분포: 태반을 통과하는지와 유즙으로 분비되는지에 대해 알려진 바 없다.

대사: 간에서 대사된다.

배설: 소변으로 배설된다.

금기 및 주의사항

Amrinone은 과민성이 있는 환자에서는 금기가 되며 급성 심근경색 후 찾아오는 만성심장기능상실 환자에서 심근의 허혈을 유발할 수 있으므로 조심해서 사용해야 한다.

부작용

- 심혈관계: 저혈압, 부정맥

- 소화기계: 오심, 구토, 메스꺼움
- 혈액학: 증상이 없는 혈소판감소증

상호작용

Amrinone은 dextrose나 bicarbonate와 섞어서 사용하면 안 되고 furosemide와는 섞어서 사용해도 된다.

병원전 고려할 사항

- Amrinone의 정상적인 색깔은 투명한 노란색이다. 침전물이 있다면 사용하지 말고 버린다. 빛을 피해서 15-30도의 온도에서 보관한다.
- IV로 주는 동안 혈압이나 심박수, 호흡수 등을 꼼꼼히 관찰한다. 만약 환자의 혈압이 떨어지거나 부정맥이 발생한다면 즉시 약물투여를 중단한다.
- 혈관 밖 누출을 막기 위해 약물투여 부위를 관찰한다.
- 약물의 반응이 좋은지 살펴보는 가장 좋은 방법은 만성심장기능상실 환자의 증상이 감소하는 것이다.
- Amrinone에 아황산염과 함께 투여하는 것은 약물의 과민성을 감소시키며 과민 반응이 일어난 환자에서는 즉시 투여를 중단하야 한다.

Amyl Nitrite (아질산아밀)

분류 혈관 확장제

상품명 시아나이드안티도트패키지(amyl nitrate 0.3mℓ, sodium nitrate 300mg/10mℓ, sodium thiosulfate 12.5g/50mℓ)

치료효과 및 약력학 Amyl nitrite는 짧게 작용하는 혈관확장제이며 근육이완제이다. 금기나 부작용 반응은 니트로글리세린과 유사하다. 이것의 작용은 amyl nitrite가 헤모글로빈을 methemoglobin으로 전환시키는 능력에 기인한다. Amyl nitrite는 유리용기로 보급되며 깨뜨려서 즉시 흡입한다.

응급 사용 시안화물 중독의 해독제로 초기에 즉시 사용한다.

성인 용량: 0.3mℓ 앰플을 매분 15-30초 동안 Sodium nitrite가 준비될 때까지 흡입시킨다.

소아 용량: 성인과 같다.

약동학

흡수: 점막을 통해서 급속히 흡수되며 10-30초가 작용시작 시간이다. 최고 농도는 알려져 있지 않으며 작용 시간은 3-5분이다.

금기 및 주의사항

Amyl nitrite는 시안 중독이 있는 경우 금기는 없다.

부작용

- 중추신경계: 두통, 어지러움, 무력증, 실신
- 심혈관계: 일시적인 두근거림, 기립성저혈압, 심계항진, 심혈관수축, 빠른맥
- 호흡기계: 호흡감소

• 소화기계: 오심, 구토

상호작용

Amyl nitrite의 주요 저혈압효과는 항고혈압제나 β 차단제, 칼슘채널 차단제, 특정 항구토제(phenothiazines)의 효과를 증가시킨다.

병원전 고려할 사항

- 앰플을 거즈로 싸고 옷과 손가락으로 부러뜨린다.
- 수축기혈압의 저하로 발생한 실신이 amyl nitrite를 투여받은 노인환자에서 일어날 수 있다. 약물이 투여된 경우 환자는 잠시 서 있어야 한다.
- Amyl nitrite는 휘발성이고 쉽게 불이 붙기 때문에 산소와 같이 섞인다면 폭발할 수도 있다.
- 약물이 투여된 후 고통이 감소될 때까지 시간을 기록한다. 안정화될 때까지 활력징후를 관찰한다. 일시적으로 지속된 빠른 맥박은 아질산염이온에 의해서 생긴 것으로 혈압이 떨어져서 기계수용체에 작용한 결과이다.
- 환자에게 약물의 냄새가 불쾌할 수도 있다고 미리 설명한다.
- Amyl nitrite는 남용될 소지가 있으므로 안전한 장소에서 보관한다.

〈참고〉

시아나이드안티도트패키지

(아질산나트륨, 티오황산나트륨, 아질산아밀)

■ 원료약품의 분량 (1Kit당)

1. 아질산나트륨 (USP) 10mℓ

10mℓ 주사용 증류수 중 아질산나트륨 300mg

1mℓ당 함량: 아질산나트륨 ………………………………… 30mg

주사용 증류수 ………………………………… 1mℓ

2. 치오황산나트륨 (USP) 50mℓ

50mℓ 주사용 증류수 중 치오황산나트륨 12.5g

1mℓ당 함량: 치오황산나트륨 펜타라이드레이트(USP) 250mg

염화칼륨 ………………………………………… 4.4mg

붕산 ……………………………………………… 2.8mg

주사용 증류수 ………………………………… 1mℓ

붕산 과/또는 수산화나트륨(pH 조절용)

3. 아질산아밀(USP) 0.3mℓ

■ 효능 · 효과

시아나이드 중독의 치료에 적용한다.

1. 아질산나트륨 주사액

2. 티오황산나트륨 주사액

시아나이드 및 청산 중독의 해독

시안화물 흡입 시 의식 불명, 빠른 호흡(나중에 느리고 헐떡거림), 호흡 정지, 빠른 맥박, 구토, 혼수, 청색증, 경련의 응급처치에 사용.

심장이 뛰고 있는 한 이 방법을 이용한 희생가능성은 매우 좋음

3. 아질산아밀 흡입제

시안화물 흡입 시 흡입 현장에서 사용.

현기증 두통, 구토 및 인사불성의 상태에서 호흡을 하고 있을 때 각성제로 사용.

■ 용법 · 용량

각 개인은 응급상황에 대비하여 이 제품의 내용물을 투여하는 적절한 방법에 대한 어느 정도의 기술을 습득하여야 한다. 시아나이드 중독은 급성으로 치명적이다. 환자는 불과 수 시간도 생존하기 어렵다. 사망 방지를 위해 신속한 진단과 특정 해독제의 즉각적인 사용이 요구된다. 소중한 시간이 낭비되어서는 안 된다. 진단 결과가 의심스럽더라도 권고되는 치료는 즉시 행해져야 한다. 최선의 결과를 위해서 의사는 아래 과정들을 미리 숙지해야 한다.

① 보조자에게 아질산아밀 앰플을 1회에 1개씩 손수건에 싸서 깨어 환자의 입에 15초 동안 대고 있다가 다음 15초 동안 떼고 있도록 지도한다. 그런 다음 아질산나트륨이 투여될 수 있을 때까지 반복한다. 이런 적용 방법은 아질산아밀의 지속적 사용이 적절한 산소 포화를 방해할 수 있기 때문이다.

② 아질산아밀의 투여를 중단하고 300mg의 아질산나트륨(3%용액 10mℓ)을 2.5-5mℓ/min의 속도로 정맥주사한다. 소아에 대한 권장 용량은

아질산나트륨 6-8mℓ/m²(체중 kg당 약 0.2mℓ)이고, 10mℓ를 초과해서는 안 된다.

③ 성인에 있어서 이후 즉시 티오황산나트륨 12.5g(25% 용액 50mℓ)을 주사한다. 소아 용량은 체표면적의 7g/m²이지만, 용량이 12.5g을 초과해서는 안 된다. 동일한 바늘과 정맥이 사용될 수 있다.

④ 독물이 입안으로 들어갔을 때는 가능한 한 빨리 위세척을 행하되, 위에서 기술된 처치가 지연되어서는 안 된다. 세척은 처치에 참여할 수 있는 내과 의사나 간호사에 의해 (위의 치료와) 동시에 진행될 수 있다. 처치하는 사람은 가능한 한 양성진단 시험(positive diagnostic test)을 기다리지 말고 신속히 조치를 취해야 한다.

환자를 적어도 24-48시간 동안 긴밀하게 살펴야 한다. 만약 중독 증상이 다시 나타나면 아질산나트륨과 티오황산나트륨을 모두 주사해야 하나, 각각 초기 용량의 절반으로 해야 한다. 환자가 완전히 회복한 듯이 보여도 초기 주사 후 2시간 동안은 예방 목적으로 투여될 수 있다.

호흡이 멈추었으나, 맥박이 촉지 되면, 인공호흡을 즉시 실시해야 한다. 목적은 회생을 위해서가 아니라, 그 자체로서, 심장 박동을 유지하기 위해서이다. 아질산아밀을 함유한 거즈, 스펀지나 손수건을 호흡기 운동의 회복을 촉진시키기 위하여 환자의 코 위에 놓아야 한다. 숨을 쉬는 것이 보이면, 위 용액들을 즉시 주사해야 한다.

■ 본 제품 사용자

본 제품의 패키지를 개봉한 즉시, 모든 내용물들이 맞게 들어 있는지 확인한다.

적절한 치료가 이루어지지 않으면, 시아나이드 중독을 치명적일 수 있다. 시아나이드 중독원에 노출되면서 기력이 떨어지고, 호흡곤란, 또는 피부의 청색화 등의 증상이 나타나면, 이는 즉각적인 치료가 필요함을 의미한다.

초기 처치(중독사고의 발생지에서)

① 환자를 오염되지 않은 장소로 옮긴다.

② 즉각적으로 의사에게 전화를 한다.

③ 만약 환자의 호흡이 멈추면, 정상 호흡이 시작될 때까지 인공호흡을 실시한다. 만약 필요하다면, 인공호흡을 다시 실시한다. 이때 순 산소가 내장된 수동식 bag이나 호흡기를 이용하여 실시하여도 된다.

주의: 적당한 기도 유지가 필수적 사항이다.

④ 인공호흡이 진행되고 있는 동안에, 보조자는 아질산아밀 흡입제, USP, 앰플 한 개를 손수건에 놓고 깨어서 그것을 환자의 입 앞에서 15초간 잡고 있다가 다시 15초간 떼어 있도록 한다. 필요하다면 이 단계를 반복한다.

⑤ 피부에 묻은 시아나이드를 씻어 낸다. 시아나이드에 오염된 의복도

제거한다.

⑥ 환자의 체온을 따뜻하게 유지한다.

본 처치(의사, 간호사, 혹은 준 의료 종사자 등이 판단한 재량 하에서 사용되는 처치)

① 정맥주사를 준비하는 동안 즉각적인 산소 공급을 시작한다.

② 산소투여와 동시에, 매 2-3분 동안 아질산아밀 흡입제를 15-30초간 흡입시킨다.

③ 아질산아밀 흡입을 중단하고, 2.5-5mℓ/min의 속도로 300mg(3% 용액 10mℓ)의 아질산나트륨을 성인 환자에게 정맥주사한다. 소아에 대한 아질산나트륨 권장 용량은 6-8mℓ/m²(체중 kg당 약 0.2mℓ)이나, 10mℓ을 넘어서는 안 된다.

④ 주사 후 즉각적으로, 12.5g의 치오황산나트륨을 성인 환자에게 주사한다. 소아에 대한 용량은 체표면적의 m²당 7g/m²이나, 용량이 12.5g을 초과해서는 안 된다. 3단계와 4단계에서는 동일한 주사바늘과 정맥을 사용하여도 된다.

⑤ 독극물이 입안을 통해 섭취되었다면, 가능한 빨리 위세척을 시행해야 하지만, 이것이 위에서 언급된 처치 자체를 지체하게 해서는 안 된다. 세척은 처치를 할 수 있는 의사나 간호사 같은 제3자에 의해 행해져야 한다. 양성 판정에 대한 기다림이 없이 신속히 처치에 임해야 한다.

환자는 적어도 24-48시간 동안 면밀히 관찰되어야 한다. 만약, 중독 증상들이 재현되면, 아질산나트륨과 티오황산나트륨을 반복하여 주사하여야 하나, 그 용량은 각각의 초기 용량의 절반을 투여한다. 환자가 완전히 회복한 것 같아 보이더라도, 예방목적으로 초기 주사 후 2시간 동안 약물이 투여되기도 한다.

■ 사용상의 주의사항

투여 금기

	다음의 경우에는 투여하지 말 것	다음의 경우에는 신중히 투여할 것
아질산아밀 흡입제	①급성심근경색 질환자 ②녹내장 환자 ③머리 외상 또는 뇌출혈이 있는 환자(두개골의 내압을 상승시킨다) ④두드러지게 빈혈이 있는 환자(뇌빈혈, 현기증) ⑤질산, 아질산제의 약제에 전부터 과민성 증세가 있는 환자	①저혈압 환자 ②임산부에 투여 시 ③음주자
아질산나트륨 주사제		
티오황산 나트륨 주사제	①과민증 환자 ②주사제의 혼탁 시	①주사 속도는 가능한 천천히 투여 ②계속 사용으로 효과가 저하되므로 7-10회 주사 후 적당히 쉬었다가 사용

■ 포장단위

팩(1회용/1 Kit)

■ 저장방법 및 사용기간

1. 15-25℃ 보관
2. 인화성이나 발화성이 없는 곳에 보관
3. 차광 및 냉소 보관
4. 어린이의 손에 닿지 않는 곳에 보관
5. 반드시 사용방법을 숙지한 전문인에 의하여 사용

Anistreplase (APSAC)

분류 혈전용해제

상품명 국내 제품 없음

치료효과 및 약력학 Streptokinase와 (lys)-plasminogen의 복합체로 반감기가 90분으로 늘어나 1번의 정맥주사로 사용가능하고, 사망률 감소의 이득은 Streptokinase와 r-TPA와 비슷하며, 뇌출혈의 빈도는 Streptokinase보다 높고 r-TPA와 비슷하다. ISIS-3 연구에서 큰 장점이 규명되지 않아 현재 임상에서 널리 쓰이지 않고 있다.

APSAC는 플라스미노겐을 플라스민으로 바꾸어서 혈전을 용해한다. 플라스민은 피브린과 피브리노겐으로 분리되고 이것은 혈전을 용해한다.

응급 사용 혈전에 의한 급성 심근경색에서 괴사를 막기 위해 사용한다.

성인 용량: 30unit를 IV로 2-5분간 투여한다.

약동학

흡수: 투여 즉시 작용하며 최고 농도 시간은 45분이며 작용 시간은 6시간에서 2일이다. 반감기는 2시간이다.

대사: 혈장에서 이루어진다.

금기 및 주의사항

APSAC는 내출혈이 있거나 대동맥박리, 외상성 심정지환자, 뇌졸중의 과거력, 두개내 수술을 받은 환자, 두개내 종양, 조절되지 않는 고혈압, 약물에 알레르기 반응이 있는 환자에서는 금기이며, 뇌혈관 질환이나 최근에 소화관출혈, 임신, 고혈압이 있는 환자, 그리고 경구 항응고제 투여환자에게는 조심해서 사용해야 한다.

부작용

- 심혈관계: 출혈, 재관류성 부정맥, 저혈압
- 과민증: 1%가 안 되는 환자에서 아나필락시스 쇼크를 유발할 수 있다.

상호작용

항 응고치료를 받는 환자에서 주의 깊게 사용해야 한다.

병원전 고려할 사항

- 급성 심근경색이 의심된다면 가능한 빨리 투여한다.
- 5mℓ에 희석해서 사용한다. 천천히 희석하고 흔들지 않아야 한다. 용

액을 다시 섞지 말고 섞은 후 30분이 지났다면 사용하지 않고 버린다.

- 가장 근위부에서 2-5분간 직접 정맥 내 주입한다.
- 투여하는 동안 환자의 필수적인 움직임은 제한되어야 한다.
- 헤파린 사용 환자에서 일시적인 출혈이 2배나 잘 일어난다. 침습적 술기로부터 환자를 보호한다. IM투여는 금기이다.
- 출혈의 증상을 보고한다. 잇몸출혈, 코피, 혈종, 카테터 삽입부 등을 잘 확인한다. 출혈이 멈춘다면 약물투여를 중단한다.
- APSAC는 1년 전에 이미 같은 치료를 받은 환자에서는 효과가 없다.
- 만약 아나필락시스나 재관류성 부정맥이 일어난다면 즉시 투여를 중단한다.

Aspirin (아스피린)

분류 진통제, 해열제, 비스테로이드성 소염진통제(NSAIDs), 혈소판 억제제

상품명 아스피린(Aspirin™), 아스트릭스(Astrix™), 아스피린프로텍트(Aspirin protect™)

치료효과 및 약력학 Aspirin은 항염증제로 혈소판억제기능을 가지고 있다. Aspirin의 주요 효과는 염증반응, 열, 통증의 결과로 생기는 프로스타글란딘 생성을 억제한다는 것이다. 항염증약물로 aspirin은 프로스타글란딘 합성을 방해하여 염증이 번지는 것을 막아준다.

이러한 항염증 효과는 또한 진통 작용에도 영향을 미친다. 진통제로 이것은 말초신경과 제한적으로 중추신경에 작용해 경미한 통증을 덜어준다. 게다가 프로스타글란딘의 합성을 줄여주는 것이 말초혈관을 확장시키고 땀을 분비하여 체온을 떨어뜨린다. 항 혈소판 약제로서 aspirin은 강력하게 트롬복산 A2 생성을 억제하며, 혈소판이 응집되는 것과 동맥혈관이 수축되는 것을 막는다. 이 작용은 심근경색 사망률을 줄여준다. 또한 뇌졸중이 다시 발생하거나 경색 발생률은 낮춘다.

응급 사용 급성 심근경색에서 혈전이 형성되는 것을 막는 데 사용한다. 혈전 형성을 막는 것은 뇌졸중을 예방할 수 있다.

성인 용량: 160-325mg 입안투여

약동학

흡수: 80-100%가 위와 상부작은창자에서 흡수된다. 작용 시작 시간은 5-30분이며 최고 농도는 15분에서 2시간, 작용 시간은 1-4시간이며 반감기는 15-20분이다.

분포: 대부분 몸의 조직으로 분포하고, 태반을 통과한다.

대사: Aspirin은 위장관 점막과 혈장, 적혈구에서 salicylate로 이온화되며 salicylate는 간에서 대사된다.

배설: 50%가 소변으로 2-4시간 만에 배설되며 유즙으로도 배설된다.

금기 및 주의사항

Aspirin은 salicylate에 과민성이 있는 환자나 궤양성 출혈, 천식이 있는 환자에서는 금기이다. 비스테로이드성 소염진통제에 알레르기가 있는 환자나 출혈장애가 있는 환자에서는 주의해서 사용해야 한다. 수두나 인플루엔자 같은 질병의 증상이 있는 아이나 청소년은 라이증후군을 유발할 수 있으므로 전문의와 상의하기 전에 aspirin을 사용하면 안 된다.

부작용

- 중추신경계통: 어지럼, 혼탁, 기면
- 이비인후과: 청력 손실
- 소화기관: 오심, 구토, 설사, 작열감, 상복부 통증, 궤양, 잠혈
- 혈액: 혈소판감소증, 용혈성 빈혈
- 과민증: 두드러기, 기관지수축, 아나필락틱 쇼크, 후두부종
- 피부: 자반증, 발진

상호작용

항응고제는 출혈의 가능성을 증가시킨다. Aspirin과 경구혈당강하제를 함께 투여하면 경구 혈당강하 효과가 더 커진다.

병원전 고려할 사항

- 응급상황에서 어린이에게는 aspirin이 선호되는데 그 이유는 aspirin을 씹어 먹거나 삼킬 수 있고 심근경색 환자에서는 훨씬 먹기 편하기 때문이다.
- 물 한잔이나 우유, 음식과 같이 먹는 것은 위세척을 최소화할 수 있다. 특히 우유와 같이 먹을 때 빠르게 용해되므로 그런 경우에는 씹

어 먹거나 부숴먹지 않아야 한다.

- 만성적으로 aspirin을 복용한 나이 많은 환자에서는 배설 능력이 떨어지기 때문에 잠재적인 독성이 있다.
- 소아의 독성은 과다호흡, 보행장애, 정신 혼수, 행동장애, 기면증, 변비를 통해서 나타나기도 한다.
- 어린이와 특히 영아들은 열과 동반하여 탈수가 salicylate 독성과 함께 나타날 수 있으므로 환자를 잘 관찰해야 한다.
- 완충 aspirin이나 제산 aspirin은 전통적인 aspirin보다 좋다.
- 이명증이나 청력에 장애가 오거나 어지러움, 소화불량 등이 있다면 aspirin의 투여를 중단하고 지도의사에게 보고한다. 청력장애는 salicylate 독성으로 인해 나타나므로 24시간 이내 양을 감소시켜야 한다.
- 직접적인 전문의의 지시가 없다면 다른 약물과 같이 투여하는 것을 피한다. 왜냐하면 과용의 위험성이 있기 때문이다.

Atenolol (아테놀올)

분류 항부정맥제, 항고혈압제

상품명 아테놀올(Atenolol™), 레보테놀(Revotenol™), 아테노린(Atenolin™), 아테로날(Ateronal™)

치료효과 및 약력학 Atenolol은 주로 심근에 있는 β_1 수용체를 선택적으로 차단하는 β 차단제이다. 많은 용량에서는 선택적 β_1 수용체를 잃어버리고 β_2 수용체를 억제시켜 기도저항성을 증가시킨다. 심장에 작용하는 기전은 β_1 수용체에 카테콜아민과 경쟁적으로 작용하여 억제시킨다, Atenolol은 심근의 수축력과 심박수를 감소시킨다. 또한 심박출량과 혈압을 떨어뜨린다. Atenolol은 말초혈관의 저항성을 증가시킨다.

응급 사용 급성 관상 동맥 증후군을 치료하기 위하여(비안정형 협심증, 비-Q-파 심근경색). β 차단제는 심실세동의 빈도를 감소시킨다.

성인 용량: 5mg을 5분 동안 천천히 IV로 투여한다. 10분을 기다리고 만약 처음 용량이 잘 투여된다면 5mg을 두 번째로 IV로 5분에 걸쳐 투여한다.

소아 용량: 0.8–1.5mg/kg/day 입안투여한다.

약동학

흡수: 입안투여 용량의 50%가 흡수된다. 최대 용량에 도달하는 시간은 2–4시간이며, 작용지속시간은 24시간이며 반감기는 6–7시간이다.

분포: 뇌혈류장벽을 통과하지 않는다.

대사: 간에서 대사가 이루어지지 않는다.

배설: 40–50%는 소변으로 50–60%는 대변으로 배설된다.

금기 및 주의사항

Atenolol은 동성느린맥이나 1도 이상의 방실차단, 만성심장기능상실, 심인성쇼크 환자에게는 금기이다. 천식이나 만성폐쇄성폐질환, 강심제와 이뇨제로 조절하고 있는 만성심장기능상실 환자에서는 조심해서 사용해야 한다. 임산부에게 안전하게 사용할 수 있으며 소아에 대해서는 아직 정립되지 않았다.

부작용

- 중추신경계: 어지러움, 실신, 피곤, 기면증, 의식 저하, 불면증, 우울증
- 심혈관계: 느린맥, 저혈압, 심장기능상실, 다리 통증, 팔다리가 차가울 때
- 소화기계: 오심, 구토, 설사
- 호흡기계: 폐부종, 호흡곤란, 기관지 수축

상호작용

Atropine과 다른 항콜린성약물은 atenolol의 소화관흡수를 증가시킨다. 비스테로이드성 소염진통제는 저혈압효과를 감소시킨다. Insulin이나 설폰우레아계에 의해 유발된 저혈압이 가려질 수 있다. 리도카인의 혈중농도와 독성을 증가시킨다. atenolol과 verapamil을 같이 사용하면 효과가 커진다.

병원전 고려할 사항

- Atenolol을 IV로 줄 때는 1mg/min 이상의 속도로 투여하지 말아야 한다.
- Atenolol은 50mℓ의 5% 포도당이나 생리식염수에 희석해서 투여한다.
- 빛으로부터 보호할 수 있는 용기에 보관한다.

- 심전도감시는 부정맥 방지를 위해서 필수적이다.
- 호흡곤란이 심해지거나 운동 중 이상이 발생한다면 즉시 보고하도록 환자를 교육한다.
- 치료하는 동안 심전도와 호흡, 혈압, 맥박을 확인한다.

Atracurium (아트라쿠리움)

분류 비탈분극성 신경근 차단제

상품명 아쿠렉스(Aculex™), 아크리움(Acrium™), 아트라(Atra™)

치료효과 및 약력학 Atracurium은 골격근 이완제 합성물로써 약리학적으로 tubocurarine과 유사하다. Tubocurarine은 신경근을 짧게 차단하고, 심혈관계에 적은 직접적 효과를 보이며 히스타민 분비 작용이 덜 하다. Atracurium은 다음 용량을 주기 전에 약물에서 회복이 시작되며 매우 적게 축적된다. 이 약물은 근육의 end plate 수용체에 아세틸콜린과 경쟁적으로 붙어서 신경근전달을 차단한다. Atracurium은 진통작용이 없고 통증의 역치나 의식, 뇌 활동에 영향을 주지 않는다.

응급 사용 기관내삽관을 위해 골격근을 이완시키거나, 양압인공호흡을 걸 때 사용한다.

성인 용량: 0.4-0.5mg/kg IV로 투여한다.

소아 용량: 2세 이하는 0.3-0.4mg/kg IV로 투여하고, 2세 이상은 성

인과 같다.

약동학

흡수: 2분에 작용, 3-5분에 최대효과, 지속시간 30-70분, 반감기 20분

분포: 조직과 조직액에 골고루 분포, 태반을 통과

대사: 혈중에서 비효소적으로 분해

배설: 70-90%가 5-7시간 안에 소변으로 배설

금기 및 주의사항

Atracurium은 중증근무력증에 금기이다. 약간의 히스타민 분비가 위험할 때(천식이나 아나필라시스반응, 심각한 심혈관질환) 사용에 주의한다.

부작용

- 심혈관계: 느린맥, 빠른맥
- 호흡기: 호흡억제
- 기타: 침분비 증가, 아나필락시스

상호작용

신경근차단제는 다음의 약물과 같이 사용할 때 효과가 상승한다. aminoglycosides, bacitracin, polymyxin B, clindamycin, lidocaine, parenteral magnesium, quinidine, quinine, trimethaphan, verapamil, diuretics, lithium, succinylcholine. 마약성 진통제는 호흡곤란을 가중시킬 수 있다. 페니토인은 신경근차단제에 저항성을 보이

거나 효과를 저해할 수 있다. Atracurium은 알칼리 용액(barbiturates, sodium bicarbonate)과 같이 사용하지 않는다. 투여 시 알칼리 용액을 준 주사기에 약물을 섞거나 같은 바늘을 쓰지 않는다. 5% 포도당과 생리식염수는 같이 쓸 수 있다고 보고되었다.

병원전 고려할 사항

- 기관내삽관에 필요한 기구, 양압환기에서 산소투여, 인공호흡, 보조적 또는 조절적 인공호흡의 사용이 즉시 가능해야 한다.
- 혈압, 맥박, 호흡을 관찰하고 환자가 신경근 차단에서 회복되는 효과를 보이는지 파악하는데, 이때는 숨을 스스로 쉬려는 능력이나 심호흡, 기침, 눈을 계속 뜨는 것, 입을 닫고 머리를 들려는 것, 손으로 쥐는 힘을 보고 알아낼 수 있다.
- 목과 머리의 근육이 차단 효과에서 회복될 때까지 말을 하는 데 어려움이 있을 수 있다.
- 신경근 차단에서 회복은 투여 후 35-45분 후에 시작되고 대부분 약 1시간 안에 끝난다.
- 심혈관계 질환이나 부은 상태나 노인에서는 회복이 더딜 수 있다.

Atropine (아트로핀)

분류 부교감신경 억제제

상품명 아트로핀(Atropine™)

치료효과 및 약력학 Atropine은 자율신경계에 효과를 미친다. 경쟁적 길항제로 아세틸콜린에 대한 모든 무스카린성 반응을 선택적으로 억제한다. 심장으로 가는 미주신경을 차단하여, 동방결절의 탈분극을 증가시키고, 방실접합을 통한 전도를 증가시키며 심박출량을 늘린다. 이 약물의 분비 억제 작용은 땀, 눈물, 침, 상 · 하기도의 분비물을 줄여준다. Atropine은 부교감신경 유사물질에 의한 기관지수축 시 잠재적 기관지확장제로 사용된다. 눈동자의 괄약근과 수정체의 섬모체근의 콜린성자극에 대한 반응을 차단해서 동공을 확대시키고, 초점을 맞추지 못하게 한다.

응급 사용 증상이 있는 느린맥(정신 상태 변화, 저혈압, 심편위, 가슴통증, 울혈성심장기능상실)에서 심박출량을 증가시킬 때 사용한다.

성인 용량: 0.5-1mg IV, 2mg을 기관 내 튜브로 투여한다. 3.0mg까지 매 3-5분 간격으로 반복 투여할 수 있다.

소아 용량: 0.02mg/kg IV, 0.04mg/kg 기관 내 튜브로 투여한다. 최소 용량은 0.1mg이다. 5분마다 1mg이 될 때까지 반복 투여할 수 있다.

무수축의 심정지에서 심장기능을 회복시킬 때 사용한다.

성인 용량: 1mg IV, 2mg 기관 내 튜브로 투여한다. 3-5분마다 3.0mg이 될 때까지 반복해서 줄 수 있다.

소아 용량: 소아에서의 무수축에서는 사용하지 않는다.

유기인계중독에 부교감 신경 차단제로 사용한다.

성인 용량: 2-5mg IV/IM으로 10-15분마다 투여한다.

소아 용량: 0.05mg/kg IV/IM/IO를 10-15분 간격으로 투여한다.

약동학

흡수: 아트로핀은 모든 투여 부위에서 잘 흡수된다. IM으로 투여하면 20-60분에 최대효과를 나타낸다. IV로는 2-4분에 최대효과가 나타난다. 지속시간은 4시간, 반감기는 2-3시간이다.

분포: 신체조직의 대부분에 분포한다. 혈액뇌장벽과 태반을 통과한다.

대사: 간에서 대사된다.

배설: 77-94%가 24시간 안에 소변으로 배설된다.

금기 및 주의사항

응급상황에서 금기는 없다. 급성심근허혈이나 경색이 있는 환자에게 사용 시 주의를 요한다. 안압을 올릴 수 있으므로 녹내장 환자에게 사용 시 주의한다.

부작용

- 중추신경계: 두통, 기능장애, 어지러움, 흥분, 신경질, 경련, 졸음, 피로감, 허약감, 정신 우울, 혼란, 지남력상실, 망상
- 심혈관계: 고혈압이나 저혈압, 심실빠른맥, 심계항진, 방실해리, 심방 또는 심실 세동
- 눈: 동공 확장, 흐릿한 시야, 광공포증, 안압 증가, 눈조절 마비(cycloplegia), 안구 건조, 부분적 충혈
- 소화기: 목마름을 동반한 입안건조, 연하장애, 미각 상실, 메스꺼움,

구토, 변비, 위장을 비우는 시간 증가

- 비뇨기: 소변을 보기 힘들어짐, 무뇨증, 발기부전
- 피부: 발적, 마른 피부, 무한증, 발진, 두드러기, 접촉성 피부염, 알레르기성 결막염

상호작용

Amantadine, antihistamine, tricyclic antidepressant, quinidine, disopyramide, procainamide는 아트로핀의 항콜린성 효과를 증가시킬 수 있다. Levodopa의 효과를 감소시킨다. Methotrimeprazine은 추체외로효과를 일으킬 수 있다. 흡수를 저해해서 phenothiazine의 항정신병 효과를 감소시킨다.

병원전 고려할 사항

- 노인들에게는 더 적은 용량의 atropine을 사용한다.
- 활력징후 $ETCO_2$를 관찰한다. 맥박은 환자의 atropine에 대한 반응을 알아보는 중요한 지표이다. 맥박의 양상, 속도, 리듬을 민감하게 확인하고, 호흡과 혈압, 체온의 변화를 잘 체크한다.
- 아트로핀 투여 후의 최초의 역설적 느린맥은 대부분 1-2분 정도만 지속된다. 이러한 현상은 atropine을 IV로 천천히 투여하거나(1분 이상), 적은 용량(0.5mg 이하) 사용할 때 잘 일어난다.
- atropine은 Mobitz Ⅱ나 완전방실차단과 연관된 느린맥을 악화시킬 수 있다. 이럴 경우에는 경피적 인공심박조율을 한다.
- 영아나 어린 아이에서 항상 저산소증이 느린맥의 원인이 아닌지 배

제해야 한다. Atropine은 산소와 에피네프린이 효과가 없는 경우에 만 사용한다.

Bretylium (브레틸륨)

분류 항부정맥제

상품명 Bretylate(Aus), Bretylol

치료효과 및 약력학 Bretylium의 작용기전은 복잡하고 완벽히 밝혀지지 않았다. 이 약물은 심근층에 직접적인 작용을 통해 심실세동을 억제하고 아드레날린 작용을 막아 심실빠른맥을 투여 후 조금 뒤 노르에피네프린이 아드레날린성 신경절후신경 말단에서 나와 혈압, 심박수, 심실 민감도를 증가시킨다. 그 뒤에 약물에 의한 노르에피네프린의 분비와 재흡수가 차단되어 외과적으로 교감신경을 배설한 것과 같은 양상이 된다. Bretylium은 회귀성 기전에 의한 심실빠른맥을 억제하고 세동의 역치를 올리고 이소성 초점을 PR, QT, QRS 간격의 변화 없이 줄인다. 기립성저혈압이 말초 아드레날린 작용억제 때문에 흔히 발생한다. 또한 어느 정도에서는 환자가 누워 있더라도 저혈압이 생길 수 있다. 이러한 효과는 며칠 뒤 대부분의 환자에서 사라지는데 이는 아드레날린 수용체가 혈중 카테콜아민에 더 민감해지기 때문이다. 바라는 작용이 늦게 나타나기 때문에 bretylium은 항부정맥제의 우선 사용 제제는 아니다.

응급 사용 리도카인에 잘 반응하지 않는 심실빠른맥과 심실세동의 치료에 사용한다.

성인 용량: 5mg/kg IV로 반복해서 10mg/kg IV를 15-30분마다 30mg/kg까지 투여한다. 그 뒤에는 1-2mg/min을 IV로 투여한다.

소아 용량: 5mg/kg을 IV로 투여한다. 15-30분 후에 10mg/kg을 투여할 수 있다.

약동학

흡수: IV로 투여 시 수 분 안에 효력을 나타내 최대효과에 도달한다. 지속시간은 6-24시간, 반감기 4-17시간

분포: 혈액뇌장벽을 통과하지 못한다. 태반을 통과하거나 모유에 들어가는지는 알려지지 않았다.

대사: 대사되지 않는다.

배설: 70-80%가 24시간 안에 소변으로 배설

금기 및 주의사항

생명을 위협할 정도의 난치성 심실부정맥일 경우에는 사용금기가 없다. 임산부, 수유부, 어린이에게 사용할 때 안전한지는 아직 정립되지 않았다.

다음의 경우 사용 시 주의해야 한다.

강심제에 의한 부정맥; 제한된 심박출량을 가지고 있을 때-예를 들어 중증의 대동맥 협착증이나 중증의 폐 고혈압(고질적 저혈압이 있을 때 약물이 보상기전 없이 심박출량을 증가시킬 수 있다), 동성느린맥

(sinus bradycardia), 협심증, 콩팥기능이 안 좋을 때, 강심제를 복용 중일 때

부작용

- 심혈관계: 누워 있을 때나 자세에 의한 저혈압 둘 모두를 일으키며 어지럼증, 현기증, 몽롱함, 기절, 실신, 일시적 고혈압, 서맥, PVC(조기 심실 수축)의 빈도 증가, 강심제에 의한 부정맥의 악화
- 소화기계: 메스꺼움, 구토(특히 IV로 빨리 투여할 때)
- 기타: 호흡저하

상호작용

Bretylium은 다른 항부정맥제(procainamide, quinidine, disopyramide, propranolol, lidocaine)와 상호작용을 일으켜 효과를 줄이거나 더한다. 항고혈압제제와 같이 쓰면 저혈압이 나타날 수 있다. 처음의 노르에피네프린 분비가 강심제에 의한 심부정맥을 악화시킬 수 있다.

병원전 고려할 사항

- IV로 투여할 때 메스꺼움과 구토를 하기 쉽다. 이 부작용은 약물을 천천히 투여하면 줄일 수 있다(10분이나 그 이상).
- 기준선을 설정하고 약물을 주입하는 중에 혈압과 심전도를 관찰한다. 약물 투여 후 수 분에서 1시간 사이에 일어나는 존재하던 부정맥의 악화를 막기 위해서, 최초의 일시적 혈압상승, 심박수 상승, PVC와 다른 부정맥을 관찰한다.

- 처음에 고혈압에 의한 효과는 대부분 1시간 이내에 혈압 하강과 기립성 저혈압으로 인해 사라진다.
- Bretylium은 높은 빈도의 부작용과 다른 안전한 제제의 등장, 약물의 제한된 사용과 공급으로 인해 ACLS 알고리즘과 가이드라인에서 제외되었다.

Bumetanide (부메타니드)

분류 고리이뇨제

상품명 부리넥스(Brinex™), 부메타니드(Bumetanide™)

치료효과 및 약력학 Bumetanide는 설파제의 파생물로 구조적으로 푸로세미드와 연관되어 있으며 약리적 작용도 유사하다. 이 약물의 푸로세미드와 구별되는 특징은 더 빠른 속도로 작용하여, 더 높은 이뇨효과를 지니고 있으며(40배 정도), 더 짧은 약효 지속시간을 갖는다. Bumetanide는 헨레고리의 근위부 상행각에 직접 작용하여 나트륨과 염소의 재흡수를 막는다. 또한 인산염과 이산화탄소의 재흡수를 억제한다. 다른 이뇨제처럼 Bumetamide는 매우 미미한 혈압 저하효과를 나타낸다. 이는 칼륨과 마그네슘의 소모를 야기한다.

응급 사용 울혈성심장기능상실과 폐부종에서 이뇨작용을 향상시키기 위해 사용한다.

성인 용량: 0.5-1mg IM/IV로 1-2분 이상 투여한다. 2-3시간 후에

필요 시 재투여한다.

약동학

흡수: IV 작용이 빠르다; 15–30분에 최대 농도에 도달, 3.5–4시간 지속, 반감기 60–90분

분포: 모유에 분포

대사: 간에서 일부 대사

배설: 80%가 소변에서 48시간 안에 배설, 10–20%가 대변으로 배설

금기 및 주의사항

Bumetanide는 bumetanide나 다른 설폰아마이드에 과민증이 있는 환자에게 금기이다. 임산부에게의 사용은 생명에 위험이 있을 때 bumetanide의 사용으로 얻을 이익이 위험보다 클 때로 제한한다.

부작용

- 중추신경계: 어지러움, 두통, 허약감, 피로감
- 심혈관계: 저혈압, 심전도변화, 흉통, 저혈량증
- 소화기: 메스꺼움, 구토, 복부나 위에 통증, 위장 장애, 설사, 구강건조
- 근골격: 근육 경련, 근육통, 뻣뻣함이나 압통; 관절염 통증
- 귀독성: 귀의 불편감, 이명, 청력장애
- 기타: 발한, 과호흡

상호작용

Bumetanide는 디곡신 독성에 의한 저칼륨혈증의 위험을 증가시킨다. 비스테로이드성 소염진통제는 이뇨와 혈압강하효과를 저해할 수

있다. Probenecid는 이뇨작용을 방해할 수 있다. Bumetanide는 리튬의 신장배설을 줄일 수 있다.

병원전 고려할 사항

- 햇빛에 노출되면 약물이 탈색될 수 있다. 투여 전에 비경구 bumetanide를 검사한다. 입자를 포함하거나 탈색되었으면 버린다.
- 다른 지시가 없으면 밀폐되고 빛을 차단하는 용기에 15-30℃에서 보관한다.
- 혈압과 맥박 수를 체크한다. 저혈량증 조사를 위하여 환자가 누웠을 때, 앉았을 때 서 있을 때의 혈압과 맥박수를 측정한다.
- 많은 용량을 복용하거나 자주 복용하면 특히 노인층에서 심각한 이뇨증, 저혈량증을 유발할 수 있고, 혈전이나 색전에 의한 순환계 이상을 초래할 수 있다. 세심한 관찰이 필요하다.
- 간질환이 있는 환자는 복용 시 주의해서 관찰해야 한다. 전해질 균형의 변화가 뇌병증(비정상 행동, 기분전환, 판단력 손상, 혼란, 졸림, 혼수)을 유발할 수 있다.

Butorphanol (부토파놀)

분류 합성 마약성 진통제

상품명 부놀(Bunol™), 부토판(Butophan™), 부파놀(Buphanol™)

치료효과 및 약력학 Butorphanol은 합성물로서 마약성 효능제와 길항제의 작용을 혼합한 중추작용진통제이다. Butorphanol은 한 종류의 마약성 수용체에는 효능제로 작용하지만 다른 종류에는 길항제로서 작용한다. 진통효과가 작용을 미치는 부위는 아마도 피질 아래의 변연계로 여겨진다. 체중이 같다면 진통 효과는 모르핀의 5배, meperidine의 40배, pentazocine의 15-30배쯤 된다. 약물의 마약성 길항 역가는 대략 pentazocine의 30배, naloxone의 40분의 1쯤 된다. 2mg의 butorphanol은 10mg의 morphine 정도의 호흡 곤란의 효과가 있다. 호흡 곤란의 정도는 morphine과 같이 용량에 따라 그다지 증가하지는 않지만 지속시간은 길어진다. pentazocine과 같이 진통제는 폐동맥압과 심장부하를 증가시킬 수 있다.

Butorphanol은 의존성을 보일 가능성을 약간 지니고 있다. 그리고 뇌하수체에서 나오는 항이뇨호르몬(ADH)의 분비를 억제한다. IV로 주기적으로 투여하는 마약성 진통제이다.

응급 사용 중증도에서 중증의 통증 완화에 사용한다.

성인 용량: 1mg을 IV 또는 4mg을 IM으로 필요하면 3-4시간마다 투여한다.

약동학

흡수: IM으로 10-15분, IV로 2-3분에 효과가 나타나서, IM으로 0.5-1.0시간, IV로 4-5시간에 최대효과를 보인다. IM/IV에서 3-4시간 지속되고 반감기는 3-4시간이다.

분포: 태반을 통과, 모유에 분포

대사: 간에서 비활성화됨

배설: 일차적으로 소변으로 배설

금기 및 주의사항

Butorphanol은 이 약물에 과민성이 있는 환자에게 사용해선 안 된다. 마약성 길항제의 역할과 금단증상을 유발할 수 있으므로 마약 의존성 환자에게 사용 시 주의한다. 임산부(category C)와 수유부, 18세 이하의 어린이에게 사용 시 안전성은 아직 확실하지 않다. Butorphanol은 머리에 상처가 있거나 진단되지 않은 복통에는 사용하지 않는데 이는 확진 전에 증상들을 감춰버릴 수 있기 때문이다. Butorphanol은 또한 뇌압을 올릴 수 있다.

부작용

- 중추신경계: 졸림, 위축, 두통, 현기증, 어지럼증, 붕 뜨는 느낌, 허약감, 혼수, 혼란, 몽롱해짐, 불면증, 신경질
- 호흡기: 호흡 곤란
- 심혈관계: 심계항진, 느린맥
- 소화기: 오심
- 피부: 끈적끈적한 피부, 저림, 붓고 발열, 말단 청색증, 발한, 추위에 민감해짐, 두드러기, 가려움

상호작용

술이나 다른 중추신경 억제제를 동반 시 중추신경계와 호흡계를 억제한다.

병원전 고려할 사항

- 노인들에 대한 효과를 예측하기 어려우므로 용량을 줄이거나 적은 용량을 여러 번에 걸쳐 투여하는 방법을 고려한다.
- 다른 지시가 없으면 15-30℃에 보관하며 빛에 노출되지 않게 한다.
- 호흡 억제가 있는지 관찰한다. 만약 호흡수가 분당 12회 아래로 떨어지면 투여하지 않는다. 호흡이 감소하였다면 naloxone으로 butorphanol의 효과를 뒤집을 수 있다.
- 활력징후를 잘 확인한다. 혈압의 변화나 느린맥이 생기면 기록한다.
- Butorphanol은 습관성이 있을 수 있다.
- Butorphanol은 효능제뿐만 아니라 길항제 역할도 하므로 마약 의존성 환자들에게 급성 금단 증후군을 일으킬 수 있다.
- 남용에 대한 가능성이 있으므로 butorphanol은 하루 분량씩 주는 것이 좋다.

Calcium Chloride (염화칼슘)

분류 전해질

상품명 염화칼슘 주사액(Calcium chloride™), 염카루(Youmkaru™)

치료효과 및 약력학 Calcium chloride는 칼슘을 Ca^{+2}형태로 공급한다. 칼슘은 많은 생리적 활동에 필수적이다. 칼슘은 신경과 근육의 흥분역치조절, 혈액응고기전, 신기능 유지, 신체골격 및 치아에 필요한 핵

심적인 원소이다. 칼슘은 심근의 수축력과 심실의 자동능을 상당히 증가시킨다. 또한 신경전달물질과 호르몬의 분비와 저장의 조절에도 중요한 역할을 한다. 예를 들면, 아미노산과 비타민 B_{12}의 흡수를 조절하거나, 가스트린을 분비하거나, 세포벽과 모세혈관의 원래의 기능을 유지하는 데 쓰인다. 약물의 과다한 염소 이온은 산혈증과 이차적인 나트륨 배설로 인한 일시적인(1-2일) 배뇨 과다증을 유발할 수 있다. 염화칼륨은 전해질 불균형, 황산마그네슘 과다 복용에 대한 해독제로 쓰이고, 칼슘채널차단제의 부작용을 최소화하기 위해 사용된다. 염화칼슘의 작용은 글루콘산칼슘과 유사하지만 즉시 이온화되므로 글루콘산칼슘보다 강력하고 조직에 더 부담을 준다.

응급 사용 고칼륨혈증(칼륨 상승), 저칼슘혈증(칼슘 저하), 고마그네슘혈증(마그네슘 상승), 칼슘채널차단제 독성의 치료에 쓴다.

성인 용량: 2-4mg/kg(10% 용액)를 IV로 10분마다 필요할 시 투여한다.

소아 용량: 20mg/kg(10%용액)을 IV로 투여하고 필요하면 10분 뒤 한 번 더 준다.

약동학

흡수: 즉시 작용을 나타내서 최대효과에 도달; 지속시간은 모름

분포: 태반을 통과한다.

배설: 주로 대변으로 배설; 적은 양의 소변, 이자액, 침, 모유로 배설

금기 및 주의사항

Calcium chloride는 심실잔떨림, 고칼슘혈증, 강심제 독성의 가능성

이 있을 때 금기이다. Digoxin을 복용하는 환자에게는 독성의 가능성이 있으므로 사용 시 주의한다. 임산부와 수유 중인 환자, 어린이에게 사용 시 안전한지는 확실히 정립되지 않았다.

부작용

- 중추신경계: 저림, 기절
- 피부: 열감(말초 혈관이완), IV로 빠르게 주사할 시, 그 부위의 통증과 열, 괴사나 딱지(혈관 밖 유출 시)
- 심혈관계: 저혈압, 느린맥, 심부정맥, 심정지, 중증의 정맥혈전증

상호작용

염화칼슘은 중탄산나트륨과 반응하여 침전을 형성한다. 디곡신의 수축성 효과나 독성을 증가시킬 수 있고 베라파밀과 다른 칼슘채널차단제의 효과를 저해할 수 있다.

병원전 고려할 사항

- IV로 투여할 시 혈관외 유출을 피해야만 한다. 그렇지 않으면 세포염, 괴사, 딱지가 생길 수 있다. 0.5-1.0mℓ/min으로 투여하되 거부반응이 있으면 더 천천히 투여한다. 혈관 손상과 원치 않은 작용을 막기 위해 작은 바늘을 굵은 정맥에 주입한다. 어린이에게 IV로 투여 할 때 두피정맥은 피해야 한다.
- IV로 투여하면 혈관 확장으로 피부가 타는 듯한 감각을 느끼고 혈압이 약간 떨어질 수 있다. 투약 중 심전도와 혈압, 혈류 속도를 세심히 관찰한다.

- IV로 투약 후 바로 중탄산나트륨과 카테콜아민을 투여하면 침전이 생기므로 피한다.

Calcium Gluconate (글루콘산칼슘)

분류 전해질

상품명 글루콘산칼슘(Calcium gluconate™)

치료효과 및 약력학 Calcium Gluconate은 칼슘을 Ca^{+2}공급한다. 칼슘은 많은 생리적 활동에 필수적이다. 칼슘은 신경과 근육의 흥분 역치 조절, 혈액 응고 기전, 콩팥기능 유지, 신체 골격 및 치아에 필요한 핵심적인 원소이다. 칼슘은 심근의 수축력과 심실의 자동능을 상당히 증가시킨다. 또한 신경전달물질과 호르몬의 분비와 저장의 조절에도 중요한 역할을 한다. 예를 들면, 아미노산과 비타민 B_{12}의 흡수를 조절, 가스트린을 분비하거나, 세포벽과 모세혈관의 원래의 기능을 유지하는 데 사용된다. 글루콘산칼슘은 심장에 강심제와 비슷하게 작용하여 심근의 장력과 수축기 수축력을 증가시키기 때문에 교감신경흥분이 차단된 환자에게 유용하게 사용된다.

응급 사용 고칼륨혈증, 고마그네슘혈증으로 인한 심장 독성의 치료와 칼슘채널차단제의 과다 복용 치료에 사용된다.

성인 용량: 5–8mℓ(10% solution)을 필요하면 10분 간격으로 반복하여 투여한다.

약동학

흡수: 즉시 작용해 최대효과에 도달한다. 지속시간은 알려지지 않았다.

분포: 태반을 통과

배설: 주로 대변으로 배설; 적은 양의 소변, 이자액, 침, 모유로 배설

금기 및 주의사항

심실세동에는 금기이다. 강심제를 쓰거나 신장이나 심장이 안 좋거나 움직일 수 없는 환자에게는 주의해서 사용한다.

부작용

- 중추신경계: 저림
- 심혈관계: 저혈압, 느린맥, 또 다른 부정맥
- 국소적 작용: 조직 손상, 화상, 세포염증, 연조직 칼슘화, 괴사, 딱지 (혈관 외 유출 시)

상호작용

Calcium gluconate은 중탄산나트륨과 반응하여 침전을 형성한다. 디곡신의 수축성 효과나 독성을 증가시킬 수 있고 베라파밀과 다른 칼슘 채널 차단제의 효과를 저해할 수 있다.

병원전 고려할 사항

- 작은 바늘로 굵은 정맥에 천천히 주입해서 혈관 외 유출의 가능성과 괴사를 피하도록 한다. 어린이에게 투여 시 머리덮개정맥을 피한다.

- 고용량의 칼슘이 갑자기 들어가면 치명적인 심정지를 일으킬 수 있다.
- IV로 직접 투여할 때 말초혈관이완으로 타는 듯한 감각을 느낄 수 있고, 혈압이 약간 떨어질 수 있다. 환자가 불편한 느낌을 호소하면 즉시 투여를 중단한다.
- IV로 투여할 때 고칼슘혈증 상태(QT간격이 길어지고 T파가 역위)가 되는지 확인하기 위해 심전도를 관찰한다.
- 주사부위를 세심히 관찰한다. 혈관 외 유출은 손상이나 괴사를 일으킬 수 있다.

Chlordiazepoxide (클로르디아제폭사이드)

분류 진정성 수면제; benzodiazepine

상품명 리버티(Liberty™), 리브락스(Librax™)

치료효과 및 약력학 Chlordiazepoxide는 benzodiazepine의 파생물로 중추신경계의 변연계, 시상, 시상하부 영역에 작용한다. 약한 진정 작용, 항경련, 근이완 효과와 장시간의 최면 효과를 지닌다.

응급 사용 심한 불안감과 긴장을 조절; 급성 알코올금단증후군(섬망)의 조절.

성인 용량: 50-100mg IV 및 IM으로 투여

약동학

흡수: IM으로 투여 시 느리고 불규칙하게 흡수된다. IM 투여 시 15-30분에 최대효과, IV로 투여 시 3-30분에 최대효과를 보인다. IV로 투여 시 15-60분간 지속된다.

분포: 몸 전체에 넓게 분포; 태반을 통과

대사: 간에서 장시간 작용하는 형태로 대사된다.

배설: 소변으로 천천히 배설(수일 지속될 수 있음), 모유로 배설

금기 및 주의사항

Chlordiazepoxide나 다른 benzodiazepine계 약물에 과민증이 있는 환자에게 금기이다. 임산부(category D), 수유부, 유즙, 급성 알코올 중독환자에게 투여해서는 안 되며, 6세 이하의 소아에게 경구 투여, 12세 이하의 어린이에게의 비경구 투여는 금기이다. 1차성 우울장애나 정신이상, 급성알코올중독에는 주의해서 사용한다.

부작용

- 중추신경계: 졸림, 어지러움, 무기력, EEG변화, 생생한 꿈, 악몽, 두통, 현기증, 실신, 이명, 혼란, 망상, 역설적 분노, 우울증, 섬망, 기능장애
- 심혈관계: 기립성저혈압, 빠른맥, IV로 빨리 투여 시 ECG변화
- 소화기계: 메스꺼움, 입안건조, 구토, 변비, 식욕 증가
- 비뇨기계: 빈뇨
- 기타: 부종, 주사부위 통증, 광과민성, 피부 발진, 황달, 딸꾹질, 호

흡 곤란

상호작용

항우울제, 항경련제, 술을 복용하는 환자에게서 투여 시 중추신경계를 억제할 수 있다. Phenytoin 농도를 증가시키고 항파킨슨 효과를 감소시킨다.

병원전 고려할 사항

- Chlordiazepoxide는 일정 주기로 IV로 투여 되는 약물이다.
- 사용 전에 비경구 투여 약물을 준비한다. 사용하고 남은 것은 바로 버린다. 약물은 빛에 노출되면 불안정해진다.
- IV 투여를 위해 5㎖의 살균한 물이나 NaCl 0.9% 용액을 건조한 가루가 든 100mg짜리 앰플에 넣고 녹을 때까지 천천히 흔들어 준다. 공기방울을 포함할 수 있으므로 IM 희석제제를 IV 용액에 넣지 않는다.
- 다른 약물을 chlordiazepoxide를 섞지 않는다.
- 제조자의 별다른 말이 없으면, 햇빛이 안 드는 밀폐용기에 15-30℃에 보관한다. IM용으로 준비된 특별한 희석제제는 사용하기 전까지 2-8℃ 사이에 냉장 보관한다.
- 기립성저혈압과 빠른맥이 비경구 투여 시 빈번히 일어날 수 있다. 환자는 IM 및 IV 투여 후 2-3시간 정도 안정을 취해야 한다. 활력징후를 세심히 관찰한다.

Chlorpromazine (클로르프로마진)

분류 정신안정제, 항정신병제제, phenothiazine

상품명 네오마찐(Neomazine™), 클로르프로마진(Chlorpromazine™)

치료효과 및 약력학 Chlorpromazine은 phenothiazine 파생물로 심각한 정신병의 조절을 위해 쓰인다. Phenothiazine은 뇌의 감정과 행동과 연결된 부위의 시냅스 후 도파민 수용체를 차단한다고 알려져 있다. Chlorpromazine의 시상하부와 그 뭍체에 대한 작용은 강한 진정작용을 하고 저혈압을 유발하며, 온도조절능력을 억제한다. 이 약물의 도파민 수용체 차단작용은 중증도의 추체외로 증상을 일으킨다. 항정신병약물은 때때로 정신안정제라고 불린다. 왜냐하면 이런 약물들은 환경에 대한 창조적인 생각이나 관심을 줄이고, 감정과 정서의 표현을 줄이고, 자발적 운동과 복잡한 행동을 억제하며, 정신병적 증상을 억제하기 때문이다. 이 약물은 또한 경증의 알코올 금단증상, 잘 안 사라지는 딸꾹질, 메스꺼움이나 구토의 조절에도 쓰인다.

응급 사용 급성 정신병적 행동, 잘 사라지지 않는 딸꾹질, 메스꺼움, 구토의 조절에 쓰인다.

성인 용량: 25-50mg을 IM으로 준다.

소아 용량: 0.5mg/kg IM; 1.0mg/kg PR로 준다.

약동학

흡수: IM으로 투여 후 빠르게 흡수; 30-60분 후에 작용; 최대효과는 15-20분; 지속시간은 4-6시간

분포: 넓게 분포; 뇌에 집약; 태반을 통과

대사: 간에서 대사

배설: 대사되어 소변으로 배설; 모유로 배설

금기 및 주의사항

Chlorpromazine는 혼수상태의 환자나 많은 양의 진정제를 복용한 환자에게 금기이다. 또한 phenothiazine 합성물에 과민성이 있는 환자에게도 투여하지 않는다. 이 외에도 알코올 금단증상, 뇌손상, 골수억제, 라이증후군, 6개월 이하의 영아에 대한 투여도 금지이다. 임산부와 수유부에 대한 안전성은 확인되지 않았다. 약물은 환각제를 복용하는 환자에게서 발작을 일으킬 수 있다. Chlorpromazine은 정신과 육체적 능력에 손상을 가져다 줄 수 있고, 때때로 기립성 저혈압을 일으킬 수 있다. 특히 어린이에게서 추체외로증후군을 유발할 수 있다. 우울증, 발작성 장애, 만성폐쇄성폐질환이나 감염으로 인한 호흡 손상이 있는 동요한 환자에게는 사용 시 주의를 요한다. 이 외에도 녹내장, 당뇨, 고혈압 질환, 위궤양, 전립선비대증, 유방암 병력, 갑상선, 심혈관계, 간 질환; 높은 온도에 노출되거나 유기인산염 제초제를 복용한 환자에게 사용할 때 주의를 요한다.

부작용

Chlorpromazine의 부작용은 대부분 사용 농도와 관련되어 있다.

- 중추신경계: 위축, 졸림, 어지러움, 안절부절, 운동 이상증, 종양, 실신, 두통, 허약감, 불면증, REM수면 감소, 악몽, 대뇌부종, 경련성

발작, 저체온증, 무한증, 기침반사저해, 추체외로증후군, EEG변화
- 심혈관계: 기립성저혈압, 두근거림, 빠른맥, (주로 가역적인) QT, PR 간격의 증가와 T파의 소실, ST분절 하강을 포함하는 ECG변화
- 눈: 흐릿한 시야, 동공확장, 광공포증
- 소화기: 입안건조, 변비, 장폐색, 담즙정체 황달, 위궤양의 악화, 소화불량, 식욕증가
- 비뇨기계: 무배란증, 불임, 가상임신, 월경불규칙, 지속발기, 사정억제, 성욕감퇴, 소변이 잘 안 나오고 자주 봄
- 호흡기: 후두수축
- 피부/과민반응: 두드러기, 발한 억제, 접촉성 피부염, 박탈성 피부염, 광과민성, 발진, 아나필라시스 반응, 과민성 혈관염; 다모증(hirsutism, 장기간 치료)
- 기타: 체중 증가, 저혈당, 고혈당, 당뇨(높은 농도 복용 시), 부갑상선 비대, 원발성 부종, 근육 괴사(IM 투여 후), 이유 불명의 급사

상호작용

알코올이나 다른 중추신경 억제제는 중추신경 억제 효과를 나타낼 수 있다. Phenobarbital은 chlorpromazine의 대사를 증가시킨다. 항히스타민 phenylpropanolamine은 급사의 가능이 있다. 삼환계항우울제는 저혈압과 항콜린성 효과를 심화할 수 있다. 항경련제를 쓸 때는 발작의 역치가 줄어들게 된다(따라서 항경련제의 용량을 늘일 필요가 있다).

병원전 고려할 사항

- 비경구제제가 피부나 눈, 옷에 닿는 것을 피해 접촉성 피부염을 방지한다.
- IM주사는 엉덩이 바깥쪽 위 사분면에 천천히 주사하고 주사부위를 잘 문질러 준다. SC로는 주변 조직 자극을 유발하거나 결절이 생길 수 있으므로 피한다. 자극 반응이 문제가 되면, 임상의와 상의하여 생리식염수나 2% procaine에 희석한다. 주사부위를 계속 바꾼다.
- 비경구 투여 후 1–2시간은 안정을 취한다. 세심히 관찰한다. 저혈압 반응은 머리를 아래로 두는 자세나 혈압상승약물—예를 들어 phenylephrine, norepinephrine—를 필요로 할 수 있다. 에피네프린이나 다른 혈압상승제제들은 급격한 역설적 혈압하강을 일으킬 수 있으므로 사용하지 않는다.
- 레몬 빛 노란색을 띠는 비경구 제제는 약효가 변하지 않았다. 만약 다른 색이거나 눈에 띄게 탈색되었다면 약물을 처분한다.
- 치료를 시작하기 전에 혈압 기준선(앉아 있거나 누워서)을 정하고, 맥박, 호흡 능력을 측정한다.
- 저혈압 반응, 어지러움, 위축작용은 높은 용량을 투여받은 환자나 비경구 투여를 받은 노인에게서 초기 치료에 흔하다. 이러한 부작용에 대해서 곧 내성이 생기지만 낮은 용량부터 쓰거나 길게 간격을 두고 쓰는 것이 필요할 수 있다.

Dexamethasone (덱사메타손)

분류 스테로이드

상품명 덱사메타손(Dexamethasone™), 덱사에스(Dexa-S™), 리메타손(Limethason™)

치료효과 및 약력학 Dexamethasone은 강한 항염증작용(글루코코티코이드)과 약한 미네랄로코티코이드작용을 갖고 있는 지속성 합성 아드레노코티코이드이다. 항염증제제로 포식세포작용, 리소좀효소분해, 염증매개인자의 합성을 억제하여 감염 장소의 염증세포들의 축적을 막고 말초혈관 확장과 투과도를 감소시킨다. Dexamethasone은 알레르기반응에서 보이는 염증작용을 조절하기 위해 사용된다. 명백히 뇌부종을 감소시키는 효과가 있으나, 뇌 및 척수 손상에서 사용은 논란이 남아 있다. 고용량의 스테로이드 단독사용은 아주 작은 부작용을 갖고 있기 때문에, 응급실과 임상에서 뇌부종 환자에게서 종종 사용되고 있다.

응급 사용 아나필락시스, 천식, 만성폐쇄성폐질환과 같은 알레르기반응에서의 염증작용을 감소시키기 위해; 뇌부종을 감소시키기 위해

성인 용량: 4-24mg IV 및 IM

소아 용량: 0.5-1.0mg/kg

약동학

흡수: 약효의 발효시간과 최대효과 시작은 1시간 미만이다. 지속시간은 IV의 경우 다양하며, IM의 경우 6일이다. 반감기는 3.0-4.5시

간이다. HPA 억제시간은 36-54시간이다.

분포: 태반을 통과하며 모유에 분포한다.

배설: 시상하부-뇌하수체수축 억제: 36-54시간.

금기 및 주의사항

Dexamethasone은 응급 사용에 있어서 절대적 금기는 없다. 상대적인 금기로는 전신적 진균감염증, 급성감염, 활동성 혹은 휴면성 결핵, 우두(vaccinia), 수두, 생백신 투여받은 환자와 가족인 경우이다. 단순헤르페스, 각막염, 위장관 궤양, 콩팥질환, 당뇨, 갑상선저하증, 중증근무력증, 울혈성심장기능상실증, 경화증, 정신질환, 발작 환자에 있어서는 조심해서 사용해야 한다.

부작용

- 중추신경계: 도취감, 불면증, 경련, 뇌내압 증가, 현훈, 두통, 정신이상
- 심혈관계: 울혈, 고혈압, 부종
- 내분비계: 월경불규칙, 고혈당, 부신기능상실, 소아성장저해, 다모증
- 눈: 백내장, 안구내압상승, 녹내장, 안구돌출증
- 위장관계: 천공의 가능성이 있는 위궤양, 복부팽만, 구역, 식욕증가, 작열감, 소화불량, 췌장염, 장천공, 입안칸디다증
- 근골격계: 근력약화, 근육량 감소, 척추압박골절, 장골골절, 건 파열
- 피부: 여드름, 상처치유감소, 점상출혈, 반상출혈, 발한, 알레르기성 피부염, 저/과색소침착, 피부밑 또는 피부위축, 회음부의 작열감 또는 가려움

상호작용

바비튜레이트, 페니토인, 리팜핀은 스테로이드 대사를 활성화시키므로, Dexamethasone의 사용량을 증가하여야 한다.

병원전 고려할 사항

- 깊고 큰 근육(볼기근)에 주사하도록 한다. 피하주사는 하지 않는다; 위축과 무균성 농양이 발생할 수 있다.
- 저장형인 덱사메타손 아세테이트(오직 근주 및 국소 주사용)는 가만히 두면 하얀 현탁액 형태이며, 약하게 흔들어주면 혼합된다.
- Dexamethasone은 직접 IV로 약 30초간 희석시키지 않고 주사해야 한다. 5% 포도당용액이나 생리식염수에 추가될 수 있으며 처방된 기간 동안 사용되어야 한다.
- 쿠싱증후군과 다른 전신효과가 생길 수 있다. 증상과 징후들을 관찰하고 기록한다.

Dextrose 50% (포도당)

분류 탄수화물

상품명 50% 포도당(Dextrose 50%™)

치료효과 및 약력학 포도당은 인체에서 에너지를 생성하기 위해 사용되는 글루코오스의 주된 형태이다. 지속적인 저혈당은 심각한 뇌손상을 초래할 수 있기 때문에, 빠른 포도당 투여가 필요하다. 50% 포도당

IV 투여가 의식상태 변화 또는 구역반응소실 환자에게서 최우선순위 치료법이다.

응급 사용 저혈당 환자에게서 혈당수치를 높이기 위해 사용한다.

성인 용량: 50% 용액 25g IV 투여

소아 용량: 25% 용액 2mℓ/kg IV 투여

약동학

흡수: 즉각적 혈중 농도의 발현은 1분 미만이며, 최대효과와 지속시간은 저혈당의 정도에 따라 다르다.

분포: 전신의 모든 조직에 널리 분포한다.

대사: 포도당은 이산화탄소와 물로 대사되며 에너지를 형성한다.

금기 및 주의사항

저혈당 환자의 포도당 IV 투여 시 주요한 금기는 없다. 두개내압 상승 환자에 있어서 뇌부종을 악화시킬 수 있으므로 조심해서 사용한다.

부작용

환자가 덥거나, 통증, 주사부위의 화끈거림을 호소할 수 있다. 50% 포도당은 주사부위에 조직괴사, 정맥염, 경화증, 혈전증을 유발할 수도 있다. 환자가 티아민 결핍증일 경우 심각한 신경학적 증상(베르니케 뇌질환, 코사코프 정신질환)을 유발할 수 있다. 티아민 결핍증이 의심되는 환자에게는 티아민 100mg을 사용한다.

상호작용

응급 사용에서는 없다.

병원전 고려할 사항

- 50% 포도당 용액이 혈관 밖 분출될 경우 심각한 조직괴사가 유발될 수도 있으므로 IV를 연결하기 전에 환자에게 항상 주의를 주어야 한다.
- 이 용액을 사용하기 전과 후에 혈당수치를 확인하고 기록한다.

Diazepam (디아제팜)

분류 진정-수면제; 항경련제; 벤조디아제핀계; 항불안제

상품명 디아제팜(Diazepam™), 메로드(Melode™), 발리움(Valium™)

치료효과 및 약력학 Diazepam의 정확한 기전은 알려지지 않았지만, 중추신경계의 변연계와 피질하층에 작용하는 것으로 여겨지는 벤조디아제팜이다. 뇌의 운동중추를 통한 간질반응의 확산을 억제하기 때문에, 일차적으로 항경련제로 사용된다. 비정상적인 전기방출지점을 없애진 못하는 것으로 보인다. 알코올 금단증상이나 스트레스, 불안증에 대해서도 진정제로 사용된다. Diazepam은 효과적인 근육이완제이며, 정형외과적 손상에서 효과적으로 사용될 수 있다. 또한 기억상실을 유발할 수 있으므로, 위험이 따르지 않는 수술이나 심박정상화를 수행하기 전에 전처치약으로 사용할 수 있다.

응급 사용 특히 간질환자 간질운동을 멈추기 위해 사용할 때

성인 용량: 5–10mg IV 및 IM 투여

소아 용량: 0.5-2mg IV 및 IM 투여

급성 불안을 관리할 때

성인 용량: 2-5mg IM 투여

소아 용량: 0.5-2mg IM 투여

심박정상화의 전처치약으로 사용할 때

성인 용량: 5-15mg IV 투여

소아 용량: 0.2-0.5mg/kg IV 투여

약동학

흡수: IM 투여 후 흡수는 불규칙하다; 발현시간은 IV 투여 후 1-5분, IM 투여 후 15-30분. 최대효과시간은 IV 투여 후 15분, IM 투여 후 30-45분, 지속시간은 15-60분, 반감기는 20-50시간이다.

분포: 뇌혈관장벽과 태반을 통과하며, 모유에 분포한다.

대사: 간에서 대사된다.

배설: 일차적으로 소변으로 배설된다.

금기 및 주의사항

디아제팜은 약물에 과민반응을 보이는 환자에게 금기이다. 정맥주사는 쇼크, 혼수, 급성알코올중독, 활력징후감소, 조산아, 생후 30일 미만의 영아에게서 금기이다. 정신병, 의식저하, 중증근무력증, 간기능 또는 콩팥기능상실, 약물남용이나 중독되기 쉬운 환자에게서 조심해서 사용한다. 고령이거나, 심하게 약하거나, 만성폐쇄성폐질환을 가진 환자에게서 매우 조심해서 사용한다.

부작용

- 중추신경계: 의식저하, 피로, 운동실조, 혼란, 역설적 분노, 어지러움, 현훈, 기억상실증, 생생한 꿈, 두통, 어눌한 발음, 진전, 자발성 운동장애
- 심혈관계: 저혈압, 빠른맥, 복시, 안구진탕증
- 소화기: 구역, 변비
- 비뇨기: 요실금, 잔뇨감, 여성형 유방, 월경 불순
- 기타: 딸꾹질, 기침, 인후통 및 흉통, 후두연축, 배란장애, 배란통, 정맥혈전증, 주사부위 정맥염, 간 기능장애

상호작용

알코올, 중추신경계억제제, 항경련제는 중추신경을 억제시킬 수 있다. 시메티딘은 디아제팜의 혈중 농도와 독성을 증가시킨다. 디아제팜은 레보도파의 항파킨슨효과를 감소시킬 수 있으며 페니토인의 농도를 상승시킬 수 있다. 흡연이 진정효과나 항불안 효과를 감소시킬 수 있다.

병원전 고려할 사항

- IM 투여는 크고 깊은 근육(볼기근)에 천천히 주사해야 한다.
- 부종, 가려움증, 정맥혈전증, 정맥염을 막기 위해, 직접 IV 투여로 천천히 약물을 주입한다. 성인의 경우 1mℓ마다 1분가량 소요하며 소아의 경우 0.25mg/kg 주사에 적어도 3분가량 소요한다.
- 소정맥은 피한다; 동맥 내 주사나 혈관외 분출을 막기 위해 극히 조

심해야 한다.

- 디아제팜은 비교적 단기간성 약물이기 때문에, 간질반응이 재발할 수도 있고 따라서 추가적 용량이 필요할 수도 있다.
- 제조업체에서부터 특별히 다른 처리가 없는 한, 빛에 노출되지 않는 곳에서 15–30℃ 온도에서 보관한다.
- 디아제팜이 비경구로 투여될 경우 저혈압, 근무력, 빠른맥, 호흡저하가 발생할 수 있다. 환자를 긴밀히 관찰하고 활력징후를 측정한다.
- 흡연은 디아제팜의 대사를 상승시키므로, 임상적 효과가 감소한다. 흡연가는 비흡연자에 비해 더 고용량을 사용해야 한다.
- 플루마제닐은 효과적인 벤조디아제핀 길항제이며, 호흡억제나 다른 부작용이 발생했을 때 사용 가능하다.

Diazoxide (디아족사이드)

분류 항고혈압제제, 혈관확장제

상품명 프로글리셈(Proglycem™) ; 고인슐린혈증으로 인한 저혈당증의 치료

치료효과 및 약력학 속효성 티아지드 비이뇨성 저혈압제제, 고혈당제제이다. 티아지드 이뇨제와 달리, 근위세뇨관에서 나트륨 재흡수를 상승시키고, 사구체여과율을 감소시켜 나트륨과 수분 재흡수를 유발해 소변량을 감소시킨다. 말초혈관저항을 감소시키며 말초 동맥 평활근

에 대해 직접적인 혈관확장효과로 혈압을 떨어뜨린다. 이 강압효과는 반사적인 심박수, 심박출량, 그리고 1회 박출량의 상승과 동반되게 되며 뇌혈류와 관상동맥혈류량은 유지된다.

응급 사용 위기성 고혈압일 때 신속하게 혈압을 낮추기 위해 사용된다.

성인 용량: 1–3mg/kg IV로 최대 150mg을 30초에 걸쳐 사용하며, 5–15분 간격으로 반복적 투여가 필요하다.

소아 용량: 성인과 같다.

약동학

흡수: 발현시간은 30–60초이다. 최대효과는 5분이다. 지속시간은 2–12시간 또는 그 이상이다. 반감기는 21–45시간이다.

분포: 뇌혈관장벽과 태반을 통과한다.

대사: 간에서 부분적으로 대사된다.

배설: 소변으로 배설된다.

금기 및 주의사항

Diazoxide나 다른 티아지드에 과민성 환자, 뇌출혈, 경련, 명백한 관상동맥 질환 환자, 임산부에서 금기이다. 당뇨, 뇌 순환 또는 심장순환부전, 콩팥기능상실, 코르티코스테로이드 또는 에스트로겐–프로게스테론 혼합제제를 복용하는 환자, 통풍이나 요독증의 기왕력이 있는 환자에게서는 주의해서 사용한다.

부작용

- 중추신경계: 이명, 일시적 청력장애, 두통, 무력, 불쾌감, 어지러움,

졸림, 불면증, 다한증, 불안, 추체외로징후

- 심혈관계: 두근거림, 심방성 또는 심실성 부정맥, 홍조, 쇼크, 기립성 저혈압, 울혈, 일시적 고혈압
- 눈: 시야혼탁, 일시적인 백내장, 결막하출혈, 복시, 눈물, 부종
- 소화기: 구역, 구토, 복부 불편감, 설사, 변비, 장폐색, 식욕감퇴, 입맛소실
- 과민반응: 발진, 발열
- 신장: 소변량 감소, 신증후군, 혈뇨, 야간뇨, 단백뇨, 질소혈증
- 피부: 가려움증, 홍조, 모닐리아 피부염, 헤르페스, 다모증, 탈모증, 다한, 열감
- 기타: 고혈당, 부종, 나트륨과 수분 저류

상호작용

다른 항고혈압제제와 사용했을 때 효력이 강해질 수 있다. 페니토인 대사를 상승시키고, 페니토인의 혈중농도를 감소시키고 간질을 촉발시킬 수 있다.

병원전 고려할 사항

- 저혈압이 발생할 수 있다. 만약 심할 경우, 교감신경흥분제로 치료해야 한다. 디아족사이드의 빠른 발현시간 때문에, 말초 관류저하를 감지하기 위해 활력징후를 자주 관찰해야 한다. IV 투여 후 즉각적인 빠른맥이나 심계항진, 느린맥의 발생이 보고되었다.
- Diazoxide는 나트륨과 수분 저류를 초래할 수 있으며, 울혈성심장기

능상실과 약물저항성을 감소, 예방시키고 약물의 강압효과를 최대화 시키는 효과도 함께 얻기 위해 이뇨제가 일반적으로 같이 처방된다.

- 푸로세미드 같은 이뇨제가 처방될 경우, 일반적으로 diazoxide를 IV로 투여하기 30-60분 전에 사용된다. 추가적인 저혈압 효과에 대비하여 환자는 8-10시간 가량 누워 있는 것이 좋다.
- IV를 한 위치를 자주 확인한다. 용액이 강한 알칼리성이어서 약물이 피하조직이나 혈관조직으로 혈관 외 분출될 경우 심한 염증반응이 유발될 수 있다.
- 만약 혈압이 30분 이상 지속적으로 떨어지면, 약물 이외의 효과를 의심해야 하며, 의사에게 바로 알려야 한다.

Digoxin (디곡신)

분류 강심배당체

상품명 디고신(Digosin™), 디곡신(Digoxin™)

치료효과 및 약력학 Digoxin은 울혈성 심부전과 빠른 심방성부정맥의 치료에 사용되는 속효성 강심배당체이다. 이 약물은 Na+/K+ ATPase 시스템에 작용하여 심근 수축 시의 압력과 속도를 증가시키는 역할을 한다. 1회 박출량을 크게 증가시켜, 심박출량을 증가시킨다. 또한 방실결절의 전도속도를 감소시키는 역할도 한다. 심박수는 감소되기 때문에, 약물의 강심효과는 디지털리스나 디지톡신 약물에 비해 더 신속하지만 오래 지속되진 않는다. 또한 디지털리스나 디지톡신에 비해 조금 더 빨리 흡수되고 환원되며 소변으로 빨리 배설되기 때문에 누적 효과는 적다.

응급 사용 울혈성심장기능상실에서 심박출량을 증가시키기 위해서 쓰거나, 특히 심방세동이나 심방조동, 또는 심실성빠른맥을 안정화시키기 위해 사용된다.

성인 용량: 0.25-0.5mg을 천천히 IV 투여

소아 용량: 0.02-0.05mg/kg(나이에 따라) IV 투여

약동학

흡수: 발현시간은 5-30분; 최대효과는 1-5시간; 지속시간은 3-4일이며 반감기는 34-44시간이다.

분포: 광범위하게 분포되며, 조직내 농도가 혈중 농도보다 월등히 높으며, 태반을 통과한다.

대사: 간에서 약 14%가 대사된다.

배설: 80-90%는 신장을 통해 배설되며, 일부는 모유로 나오기도 한다.

금기 및 주의사항

Digoxin은 디지털리스 과민반응이 있거나, 울혈성 심부전에 의하지 않은 심실세동, 심실성빠른맥이 있을 때는 금기사항이다. 만약 환자에게 1주일 내에 digoxin이 투여되었거나 2주일 내에 지연성으로 배설되는 강심배당체가 투여되었다면 최대용량을 사용하지 않는다. 급

성 심근경색환자의 경우 digoxin 독성에 취약하므로 매우 신중히 사용한다. digoxin 독성은 저칼륨혈증, 저칼슘혈증, 저마그네슘혈증, 심장질환 악화, 불완전 방실차단, 폐성심, 갑상선 항진증, 폐질환, 임신, 수유부, 조산아, 미숙아, 유아, 노약자일 경우 발생하기 쉽다. 이 약물은 태반을 통과하므로, 태아의 심장에도 모체와 마찬가지로 영향을 미칠 수 있다.

부작용

- 중추신경계: 피로, 근무력, 두통, 안면신경통, 의식저하, 마비, 환각, 혼란, 흥분, 현기증
- 심혈관계: 율동부정, 저혈압, 방실차단.
- 눈: 시력장애
- 소화기: 식욕저하, 구역, 구토, 설사
- 기타: 발한, 반복성 근육통, 삼킴 곤란

상호작용

퀴니딘, 아미오다론, 칼슘채널차단제(베라파밀, 니페디핀, 딜티아젬)는 혈중 digoxin 농도를 상승시킬 수 있다. digoxin이 β 차단제 정맥주사와 함께 사용될 경우 심각한 서맥을 유발할 수 있다. 이뇨제는 칼륨 소모를 유발하여, digoxin 독성에 빠뜨릴 수 있다. 숙시닐콜린은 digoxin의 율동 부정효과를 초래할 수도 있다.

병원전 고려할 사항

- IV 주사: digoxin을 희석하지 않거나 또는 4㎖ 증류수, 5% 포도당

용액, 0.9% 염화나트륨용액에 희석하여 직접 IV로 투여한다. 최소 5분가량 소요하여 투여한다.

- 비경구투여 시 피하조직으로 침윤될 경우 조직의 염증, 과민증, 종기를 유발할 수 있다.
- 환자의 상태에 대한 평가의 근거로서 기초적인 정보, 예를 들어 말초 박동, 혈압, 임상증상, 혈중 전해질, 크레아티닌 청소율 등의 정보를 확인하도록 한다.
- Digoxin을 투여하기 전에, digoxin, 칼륨, 마그네슘, 칼슘 등의 혈중농도를 체크한다. 비정상적인 변화가 있을 때 지도의사에게 알린다.
- Digoxin을 투여하기 전에, 심첨부 박동을 1분간 청진한 뒤, 맥박수, 리듬, 양상을 기록한다. 특이 사항이 있으면, digoxin을 투여를 보류하고, 심전도모니터가 있다면 리듬을 관찰한 뒤 지도의사에게 즉각 알린다.
- Digoxin 독성에 대한 증상과 징후를 관찰한다.
- 성인의 경우 60회/min, 소아는 70회/min 미만으로 심박수가 떨어질 경우 투여를 중지시키는 적응증이 된다. 사소한 맥박수나 리듬의 변화라도 디지털리스 독성에 대한 징후로 의심하고 해석해보아야 하며 즉각적으로 보고되어야 한다.
- 소아의 경우, 심장율동장애가 독성의 주된 초기징후이다. 성인의 초기징후(식욕변화, 구역, 구토, 설사, 시력장애)들은 소아에서는 드물

게 나타나는 초기징후이다.

Digoxin Immune Fab (디곡신 이뮨 팹)

분류 해독제

상품명 Digibind, Digoxinbind

치료효과 및 약력학 Digoxin Immune Fab 은 디곡신-알부민 융합체로 면역 처리된 양에게서 생성되는 디곡신 항체를 정제한 물질로 이루어져 있다. 전체 분자구조물을 사용하는 대신 항디곡신 항체의 물질(Fragments of antidigoxin antibodies; Fab)을 사용함으로써 보다 광범위하고 빠르게 혈액과 독성 세포 군집장소에 확산되는 것이 가능해졌다. 이 약물은 순환하는 디곡신과 디지톡신에 선택적으로 복합체를 형성함으로써 수용체에 결합하는 것을 막는 작용을 한다. 복합체는 소변으로 배설되게 된다.

응급 사용 신중히 선별된 환자에게서 생명을 위협하는 디곡신 독성이나 디지톡신 독성을 치료하는 데 사용한다.

성인 용량: 전신에 누적된 디곡신 용량과 혈중 디곡신 농도에 따라 용량은 다양하게 적용한다. 일부 환자들은 몇 시간 뒤 추가 용량이 필요할 수도 있다.

약동학

흡수: 발현시간은 IV로 투여 후 1분 내이며, 반감기는 14-20시간이다.

배설: 5-7일 이후로 배설된다.

금기 및 주의사항

Digoxin Immune Fab은 양 생성물에 과민반응을 보이거나, 콩팥기능상실 또는 심장기능상실이 있는 환자에게서 금기이다. 임산부나 수유부에 대한 안정성은 확립되지 않았다. 양 항체 또는 소 Fab로 치료받았던 환자, 알레르기반응이 있었던 환자, 콩팥기능 장애가 있는 환자에게서는 주의하여 사용해야 한다.

부작용

심장에 대해 디지털리스 금단효과와 밀접하게 관련된다. 저칼륨혈증이나 알레르기 반응도 드물게 보고되고 있다.

상호작용

알려진 바 없다.

병원전 고려할 사항

- 38mg(1 vial)을 증류수 4mℓ에 용해시켜(9.5mg/mℓ) 액상용액을 만들고 천천히 섞은 뒤 주사한다. IV로 투여될 경우, 액상용액을 등장성 식염수에 희석하도록 한다.
- 액상용액을 만든 뒤, 30분 이상 IV으로 투여한다. 주로 0.22mm 막투과로 주사하는 것이 선호되지만, 심정지가 곧 닥칠 것 같은 경우에는 일시주사도 가능하다.
- 영아에게는, 투베르쿨린 주사기로 직접 액상화하여 주사한다. 저용량에서는(2mg 이하) 40mg 약물병에 40mℓ의 등장성 식염수에 희석하

여 1mg/mℓ 농도를 만든다. 소아에서는 반드시 용액 사용량이 정확히 관찰되어야 한다.

- 액상용액은 즉시 사용하거나, 2-8℃ 온도에 최대 4시간까지 냉장 보관한다.
- 효과적인 치료일 경우 심박동 정상화나 의식소생, 기타 신경학적 증상의 개선, 소화기 증상이나 시력장애의 개선이 이루어지게 된다.
- 디지털리스 독성 증상의 개선은 성인은 15-60분에 걸쳐 나타나고 소아는 주로 수 분 내 나타난다.
- 심장 운동 상태는 Digoxin Immune Fab의 작용에 따라 디지털리스의 심근작용효과가 감소되면서 악화될 수 있다. 울혈성심장기능상실, 심율동 부정, 심박수 상승, 저칼륨혈증에 대해 세심하게 관찰한다.

〈참고〉

■ Digoxin 중독 시

1. 해독제
   - ▸ Digoxin immune Fab-Life threatening ventricular arrhythmias(생명을 위협하는 심실부정맥)
   - ▸ Activated charcoal: Digoxin의 혈중 농도를 12-18시간 내에 30-40% ↓
2. 중독요인배설(저칼륨 혈증/부정맥/협심증/전해질 이상)
3. 입안투여로 인한 독성: Cholestyramine 등

■ Digoxin immune Fab

1. Specific antibodies for treatment of digoxin overdose
2. 투여량

   투여된 DGX량에 따라 다양(평균 384mg)

   초기, 20vial(760mg) 또는 10vial 투여 후 환자 상태에 따라 10vial 재투여

   섭취한 digoxin의 추정량에 따라 계산

   Digoxinbind Dose(in number of vials) = Digoxin dose(mg) × F/0.5
3. 일반적으로 30분 이내 경감

   FAB fragments의 배설은 콩팥기능상실에서는 1주일 이상이 될 수도 있음
4. 적용

   생명을 위협하는 digoxin 과다 복용치료

   Digoxin Specific antibody fragmentsms Digoxin으로 면역화된 양에서 얻은 항체이다.

   Digoxin 항체 혼합체를 형성해서 빨리 뇨로 배설된다. 이것은 생명이 위험할 정도의 Digoxin 중독의 해독에 쓰이고 있다.

Diltiazem (딜디아젬)

분류 칼슘채널차단제

상품명 딜테란(Diltelan™), 딜티아젬(Diltiazem™), 카르젬(Carzem™), 헤르벤(Herben™)

치료효과 및 약력학 Diltiazem은 베라파밀과 유사한 작용을 나타내는 지연성 칼슘채널차단제이다. 심근과 동맥 평활근(관상동맥과 말초혈관 모두)의 칼슘채널을 통한 칼슘이온의 유입을 억제한다. 결과적으로, 세포내 칼슘의 양은 세포 흥분과 수축을 자극할 만큼의 역치수준 이하로 유지하게 된다. 또한 관상동맥을 이완시키고 관상동맥경련을 억제하여, 심근에 산소공급을 원활히 한다(항협심증 효과). 딜티아젬은 정상 심방활동전위나 심실내 전도에 영향을 미치지 않으면서 동방결절이나 방실결절의 전도를 느리게 하여 항부정맥 효과를 나타낸다. 말초 미세동맥을 이완시켜 총 말초혈관저항을 감소시키고 휴식기 동맥혈압을 떨어뜨린다(항고혈압 효과). 총 혈중 칼슘농도를 변화시키지 않고 심박수를 줄일 수 있다.

응급 사용 심실상성빠른맥(심방세동, 심방조동, 아데노신 저항성 발작성상심실빠른맥)을 조절하기 위해, 협심증에서의 관상동맥 관류를 향상시키고자 할 때 사용된다.

성인 용량: 0.25mg/kg을 2분 이상 일시 투여한 후, 반응이 부적절할 경우 15분마다 0.35mg/kg 반복 투여 5-10mg/hr로 지속적 IV로 투여한다(권장 최대용량: 15mg/hr으로 24시간 동안).

약동학

흡수: 발현시간은 3분; 최대효과는 7분; 지속시간은 1-3시간; 반감기는 2시간이다.

분포: 모유에도 분포한다.

대사: 간에서 대사된다.

배설: 일차적으로 소변으로 배설되며 대변으로도 일부 배설된다.

금기 및 주의사항

Diltiazem은 약에 과민반응이 있거나, 동기능부전증후군(인공심박조율기가 없는 경우), 2도 또는 3도 방실차단, 심한 저혈압(수축기 혈압 90mmHg 미만 또는 이완기 혈압 60mmHg 미만)이 있는 경우 금기이다. 병원전 상태에서 심실빠른맥이 있었던 환자에서는 사용하지 않는다. WPW 증후군이 있었던 환자에 사용하지 않는다. 임산부와 수유부에 대한 안전성은 확립되지 않았다. 울혈성심장기능상실(특히 β 차단제를 투여받는 환자), 전도장애, 콩팥기능상실, 간기능상실, 노인에서는 신중히 사용한다.

부작용

- 중추신경계: 두통, 피로, 현기증, 무기력, 졸림, 불면증, 혼란, 진전, 보행장애
- 심혈관계: 부종, 율동부정, 협심증, 2도 또는 3도 방실차단, 느린맥, 울혈성심장기능상실, 홍조, 저혈압, 실신, 심계항진
- 소화기: 구역, 변비, 식욕감퇴, 구토, 설사, 입맛변화, 체중증가

- 피부: 발진

상호작용

울혈성심장기능상실, 느린맥, 무수축의 위험요소 증가 때문에 정맥주사 시 칼슘채널차단제와 디곡신은 같이 사용하지 않아야 한다. Diltiazem은 디곡신과 퀴니딘 농도를 증가시킬 수 있다. 시메티딘은 diltiazem 농도를 증가시키고 효과를 촉진시킬 수 있다. Diltiazem은 사이클로스포린 농도를 증가시킬 수 있다.

병원전 고려할 사항

- 칼슘클로라이드가 diltiazem 과용량 상태일 때 저혈압효과를 막기 위해 사용될 수 있다.
- Diltiazem은 2분 이상에 걸쳐 직접 정맥 일시주사로 투여할 수 있다. 이차 일시주사는 15분 뒤에 투여되어야 한다.
- Diltiazem은 지속적 IV로 투여될 수도 있다. 권장 속도는 5-15mg/hr이다. 24시간 이상 지속유입하거나 15mg/hr 이상의 속도로 유입하는 것은 권장되지 않는다.
- 지속적 IV 투여를 할 때는, 5% 포도당용액, 생리식염수, 5% 포도당/0.45% 염화나트륨 용액에 섞어서 사용할 수 있다.
- Diltiazem은 냉장 보관하는 것이 좋으나 실온에서 1시간가량 보관할 수 있다. 그 이후에 사용하지 않는다면 폐기한다.
- 만약 수축기 혈압이 90mmHg 미만이거나 이완기 혈압이 60mmHg 미만이면 투여를 중지한다.

- 치료 시작 전에 혈압과 심전도를 확인하고 투여 도중에도 평가되어야 한다.

Dimenhydrinate (디멘히드리네이트)

분류 항히스타민제제

상품명 리메닌(Rimenin™), 보나링에이(Bonaling-A™), 터미놀(Terminol™)

치료효과 및 약력학 Dimenhydrinate(디멘히드리네이트)는 디펜히드라민과 유사한 H_1- 수용체 길항제이다. 비록 공식적으로는 항히스타민계열로 분류되고 있지만, 이 목적으로는 드물게 사용된다. 주로 멀미, 현훈, 내이염에 대한 치료나 예방으로 사용된다. 이 약물의 항구토기능에 대한 정확한 기전은 알려지지 않았지만, 전정기관의 콜린성 자극을 억제하고 관련된 신경전도를 차단하는 것으로 생각되고 있다. 진통제나, 부분적인 마취제로도 사용되고 있다.

응급 사용 멀미와 관련된 구역/구토를 완화 시키거나 수면성의 목적으로 사용한다.

성인 용량: 12.5-25mg IV, 또는 필요하면 4시간마다 50mg IM

소아 용량: 4시간마다 1.25mg/kg 최대 300mg/day

약동학

흡수: 발현은 IV로 투여했을 경우 즉각적이며, IM일 경우 20-30분

이다. 지속시간은 3-6시간이다.

분포: 모유에도 분포한다.

배설: 소변으로 배설된다.

금기 및 주의사항

응급 사용에서 절대적인 금기는 없다. 간질장애나 천식이 있는 환자에게서는 조심해서 사용한다.

부작용

- 중추신경계: 졸림, 두통, 비협조, 현기증, 시야혼탁, 신경과민, 불안정, 불면증(특히 소아)
- 심혈관계: 저혈압, 두근거림
- 기타: 입, 코, 목의 건조
- 드문 증상들: 식욕저하, 변비 또는 설사, 빈뇨, 핍뇨

상호작용

알코올이나 기타 중추신경계 억제제는 중추신경계억제를 증가시키고 졸리게 할 수 있다. 삼환계항우울제에 항콜린 성분이 포함되어 있다.

병원전 고려할 사항

- Dimenhydrinate는 직접 IV로 투여할 수 있다. 약물 50mg을 생리식염수 10mℓ에 희석하고 50mg 또는 소량을 2분 이상 투여한다.
- 비경구투여 시 피부반응 등의 검사로 특정 문제나 색깔변화가 있는지 검사한다. 증상이 나쁘면, 사용하지 않는다.
- 많이 졸릴 수 있다. 침대의 가로대와 보행 시 보호자가 필요하다.

- 종종 약물 치료 후 며칠 안 되서 중추신경 억제에 대한 내성이 생긴다. 항구역제 효과의 감소가 잇따를 수 있다.
- 항히스타민제제는 약물 독성이나 심각한 질병상태와 관련된 현기증, 구역, 구토 증상을 구분하기 힘들게 할 수 있다.
- 멀미를 막기 위해서, dimenhydrinate는 출발 30분 전에 사용한다.

Dimercaprol (디메르카프롤)

분류 해독제

상품명 BAL in Oil

치료효과 및 약력학 Dimercaprol은 디티올 화합물로, 여러 중금속을 상대적으로 안정화하고, 무독화, 킬레이트라고 불리는 용해성이 있는 복합체로 만들어 중금속을 배설되게 한다. 이 약물은 독성 금속물질에 의해 티올효소가 억제되는 것을 막는다. 또한 이미 억제된 효소를 재활성화시킬 수도 있으나 효소가 이미 손상을 입기 전에 투여되는 것이 가장 효과적이다.

응급 사용 급성 비소 중독 또는 금 중독에 대한 해독제로 사용할 때

성인 용량: 2.5–3.0mg/kg IM

소아 용량: 성인과 같다.

급성 수은 중독에 대한 해독제로 사용할 때

성인 용량: 5mg/kg IM 소아: 성인과 같다.

소아 용량: 성인과 같다.

급성 납중독 뇌질환에 대한 해독제로 사용할 때

성인 용량: 4mg/kg IM 소아: 성인과 같다.

소아 용량: 성인과 같다.

약동학

흡수: 발현시간과 최대효과시간은 30-60분이다.

분포: 주로 뇌를 포함한 세포내 공간에 분포하며, 간과 콩팥에 최대 농도를 보인다.

배설: 4시간 내에 소변과 쓸개즙으로 완벽히 배설된다.

금기 및 주의사항

Dimercaprol은 간기능상실, 콩팥기능상실, 카드뮴, 철, 셀레늄, 우라늄 중독환자에게서 절대금기이다. 고혈압 환자에서는 주의하여 사용한다. 임산부나 수유부에 대한 안정성은 확립되지 않았다.

부작용

- 중추신경계: 두통, 불안, 근육통 또는 근 약화, 안절부절못함, 이상감각, 진전, 경련, 쇼크
- 심혈관계: 혈압상승, 빠른맥
- 이비인후계: 콧물, 열감, 통증, 인후협착감
- 소화기계: 구역, 구토, 입과 입술에 발열감, 구취, 타액 분비, 복통,

대사상 산증
- 비뇨기계: 성기에 열감, 신장손상
- 기타: 가슴통증, 수부통, 주사부위 통증과 농양, 발한, 치통

상호작용

철, 카드뮴, 셀레늄, 우라늄은 디메르카프롤과 독성 화합물을 형성한다.

병원전 고려할 사항

- 특히 수은 중독과 같은 경우, 비가역적인 조직 손상이 빠르게 발생할 수 있으므로 독성물질의 섭취 후 가능한 빨리(1-2시간 내) 디메르카프롤 치료가 시작되어야 한다.
- 투여는 심부 IM으로만 투여해야 한다. 국소통증이나, 근육주사부위 농양, 피부발작이 보고된 바 있다.
- 약물의 피부접촉은 홍반, 부종, 피부염을 초래할 수 있다. 주의해서 다루어야 한다.
- 보고에 의하면 앰플 내에 침전물이 생긴 것으로 약물을 폐기할 필요는 없다.
- 활력징후를 확인해야 한다. 주사 후 수 분 내에 빠른맥을 동반한 수축기와 이완기 혈압의 상승이 잇따를 수 있으며 2시간까지 지속될 수 있다.
- 소아의 30%에서 치료를 받는 도중 발열이 생길 수 있다.
- 약물 사용 후 경한 부작용은 주로 15-20분에 최대 수준으로 올라가

며 일반적으로 30-90분 내에 호전된다. 증상을 막기 위해 에페드린 또는 항히스타민제가 종종 사용된다.

Diphenhydramine (디펜히드라민)

분류 항히스타민제제

상품명 Benadryl

치료효과 및 약력학 Diphenhydramine은 강력한 항콜린 작용을 동반한 항히스타민제제이다. 이 약물은 알레르기 반응과 아나필락시스를 치료하는 데 유용하다. 흔하게 졸림 증상이 유발될 수 있으며, 경하지만 소화기계 증상도 생길 수 있다. 디펜히드라민은 세포의 H_1-수용체에 경쟁적으로 작용하여, 히스타민 분비를 차단한다. 이 약물의 파킨슨병과 약물관련 추체외로 증상에 대한 영향은 중추의 콜린활성 억제와 도파민의 재흡수와 저장을 억제하여 작용을 연장시키는 기능과 관련 있는 것으로 생각된다. 위산 분비를 억제하지는 않지만 강력한 항구역효과가 있다.

응급 사용 항 정신약물에 의한 알레르기반응이나 추체외로 증상의 감소

성인 용량: 25-50mg IV 및 IM

소아 용량: 2-5mg/kg IV 및 IM

약동학

흡수: 발현시간은 15-30분, 지속시간은 10분 미만이다.

분포: 광범위하게 분포하지만 뇌혈관장벽은 통과하지 않는다.

대사: 간과 콩팥, 그리고 혈장에서 모노아민산화효소와 카테콜-오-메틸전이효소(COMT)에 의해 불활성화된다.

대설: 소변으로 배설된다.

금기 및 주의사항

항히스타민제나 유사화합물에 과민반응을 보이는 환자, 하부기도증상(급성 천식 등), 협소각형 녹내장, 전립선비대, 방광경부협착, 소화관협착 또는 괴사, 임산부, 수유부, 조산아, 신생아에서 금기이다. 12세 이하의 소아에서는 밤사이 수면제처럼 사용한다. 천식의 과거력이나, 경련성 장애, 안구내압증가, 갑상샘 항진증, 고혈압, 심혈관질환, 당뇨, 고령, 영아, 작은 소아에서는 주의해서 사용한다.

부작용

- 중추신경계: 졸림, 현기증, 두통, 피로, 협응장애, 저림, 손의 무기력, 진전, 다행감, 예민함, 안절부절못함, 불면증, 혼란(특히 소아), 흥분, 발열
- 심혈관계: 두근거림, 빠른맥, 경한 저혈압 또는 고혈압, 심혈관 허탈
- 이비인후: 이명, 현훈, 코와 목의 건조한 느낌, 코막힘
- 눈: 시야혼탁, 복시, 광예민성, 안구건조
- 소화기계: 입안 건조, 구역, 위 통증, 식욕부진, 구토, 변비 또는 설사
- 비뇨기계: 빈뇨 또는 잔뇨감, 핍뇨
- 과민성: 피부 발진, 두드러기, 광과민성, 아나필락시스 쇼크

• 호흡기계: 기관지 분비물 과다, 천명, 가슴을 조이는 느낌

상호작용

알코올과 기타 중추신경억제제, 모노아민산화효소억제제(MAOI) 혼합물은 중추신경계를 억제시킬 수 있다.

병원전 고려할 사항

- 근육주사는 심부에 있는 큰 근육에 주사하도록 하며, 주사장소를 바꾸도록 한다. 혈관주사나 피하주사는 약물의 자극성 때문에 피하도록 한다. 비경구로 주사할 경우 입안투여에 비해 과민성 반응(아나필락시스 쇼크 등)이 생기기 쉽다.
- 디펜히드라민 IV로 투여하는 경우 희석하지 않고 직접 IV로 1분에 25mg 또는 이하로 주사해야 한다.
- 비경구로 약을 투여받고 있으면서 혈압이 비정상적일 경우 긴밀히 관찰해야 한다.

Dobutamine (도부타민)

분류 교감신경 흥분제

상품명 도부란(Doburan™), 도부타민(Dobutamine™), 토부렉스(Tobrex™)

치료효과 및 약력학 Dobutamine은 β 수용체와 일차적으로 심근의 α-아드레날린성 수용체의 작용으로 근육수축 효과를 나타낸다. 이 약물

은 심박출량을 증가시키고 폐쐐기압을 감소시키며 총 전신혈관저항을 감소시키며, 상대적으로 혈압이나 심박수는 크게 영향을 미치지 않는다. 도부타민의 일차적인 사용은 심장질환이나 심장 수술에 의한 심근수축감소(심장성 쇼크) 때문에 생긴 대상부전 환자에서 단기적인 치료를 할 때이다. 또한 방실결절의 전도를 증가시킨다. Dobutamine은 도파민에 비해서 부정맥을 촉진시킬 가능성이 적다. 울혈성심장기능상실에서는, 심박출량의 증가는 콩팥 관류를 원활히 하게 하고 콩팥배설과 콩팥나트륨배설을 증가시킨다.

응급 사용 울혈성심장기능상실이나 심장성 쇼크에서 심박출량을 증가시키고자 할 때 사용한다.

성인 용량: 2-20mcg/kg/min IV

소아 용량: 성인과 같다.

약동학

흡수: 발현시간은 2-10분, 최대효과는 10-20분, 반감기는 2분이다.

대사: 간과 기타 조직에서 카테콜-오-메틸전이효소(COMT)에 의해 대사된다.

배설: 소변으로 배설된다.

금기 및 주의사항

Dobutamine은 다른 교감신경활성 아민에 과민반응을 가진 환자나, 심실성빠른맥, 또는 특발성 비대성 대동맥하 협착환자에서 금기이다. 임산부나 수유부, 소아, 또는 급성 심근경색 후 사용에 대한 안정성은 확립되지 않았다. 본태성고혈압이나 심방세동 환자에서는 주의해서 사용한다. 저혈량성 쇼크일 경우 혈류량이 회복되기 전에는 dobutamine을 단독제제로 치료해서는 안 된다. 심장성 쇼크와 같은 심각한 응급상황에서 심박출량을 증가시키고자 할 때는 도파민이 일차 선택적 처방약이다.

부작용

- 중추신경계: 두통, 진전, 이상감각, 경한 다리경련, 예민함, 피로
- 심혈관계: 심박수 증가, 혈압 상승, 심실조기수축, 두근거림, 협심증
- 소화기: 구역, 구토
- 기타: 비특이적 가슴통증, 호흡곤란

상호작용

β-아드레날린 차단제, 예를 들어 메토프롤롤이나 프로프라놀롤은 dobutamine의 심박출량 상승효과를 비효율적으로 만들 수 있지만, 총 말초저항은 증가할 수 있다. 모노아민산화효소억제제와 삼환계항우울제는 dobutamine의 혈관수축 효과를 촉진시킬 수 있기 때문에, 극히 주의하여 사용해야 한다.

병원전 고려할 사항

- 환자가 저혈량 상태에 빠져 있는 경우 반드시 적절한 혈액량증가제로 먼저 혈류량을 교정하고 도부타민 치료를 시작해야 한다.
- Dobutamine이 방실전도를 증가시키는 역할을 하므로, 심방잔떨림이 있는 환자에게는 일반적으로 디지탈리스를 미리 사용하여 심실

성빠른맥의 위험을 줄이고 치료를 시작한다.

- 유입속도는 유입펌프 또는 마이크로드립 정맥유입 세트로 조절한다.
- Dobutamine을 포함하고 있는 용액은 약물의 미세한 산화 때문에 색깔 변화를 보일 수도 있다. 하지만 이것이 약효의 변성을 의미하진 않는다.
- Dobutamine은 중탄산나트륨이나 기타 알칼리성 용액과 혼합하면 좋지 않다.
- 용량에 관계없이, 최대 약효를 나타내려면 10–20분이 필요하다.
- Dobutamine을 치료하는 동안 심전도와 혈압이 지속적으로 관찰되어야 한다.
- 정맥유입속도와 기간은 심박수, 혈압에 의해 결정되어야 한다.
- 혈압이나 심박수의 급격한 상승이나 부정맥의 발생 또는 다른 심장효과는 용량을 줄이면 즉각적으로 교정될 수 있다.
- 본태성 고혈압을 가진 환자의 경우 혈압의 반응이 악화되지 않는지 긴밀히 관찰되어야 한다.

Dopamine (도파민)

분류 교감신경 흥분제

상품명 도파민(Dopamine™), 도프라민(Dopramin™), 이노판(Inopan™)

치료효과 및 약력학 Dopamine은 자연적으로 신경전달물질을 유발하고 노르에피네프린의 즉각적인 전구체로 작용한다. 이 약물이 심혈관계에 미치는 주요 효과는 α와 β-아드레날린 수용체와 장막과 콩팥의 혈관에 있는 특정 도파민수용체에 직접적으로 작용하여 생성된다. 심근의 근 수축효과로 심박출량을 증가시키고 수축기혈압과 맥압도 증가시키면서, 이완기혈압은 거의 영향을 미치지 않는다. Dopamine은 콩팥 혈관 저항을 감소시켜 신혈관 순환을 개선시키고 결과적으로 사구체 여과율과 소변 배설량을 증가시킨다.

응급 사용 심장성 쇼크나 저혈류량에 의하지 않은 혈액학적 저혈압(70–100mmHg)일 때 말단기관 관류를 증가시키고자 할 때.

성인 용량: 2–5mcg/kg/min, 최대 20mcg/kg/min

소아 용량: 성인과 같다.

약동학

흡수: 발현시간은 5분 미만이고, 지속시간은 10분 미만이며, 반감기는 2분이다.

분포: 광범위하게 분포되며, 뇌혈류장벽을 통과하지 않는다.

대사: 간, 콩팥과 혈장 내에 모노아민산화효소(MAO)와 카테콜-오-메틸전이효소(COMT)에 의해 불활성화된다.

배설: 소변으로 배설된다.

금기 및 주의사항

Dopamine은 크롬친화성세포종(부신 종양), 부정맥, 또는 심실잔떨림 환자는 금기이다. 임산부, 수유부, 소아에서의 안정성은 확립되지 않았다. 혈관폐색질환, 동상, 당뇨성 동맥내막염, 동맥색전증의 기왕력이 있는 환자에서는 주의하여 사용해야 한다. 저혈량성 쇼크 환자에게서는 항상 도파민 치료를 시작하기 전에 환자의 혈류량이 정상적으로 돌아왔는지 확인하도록 한다. 20mcg/kg/min 이상의 유입속도로 투여할 경우에는 그 용량범위에서의 두드러진 알파 자극효과 때문에 심각한 혈관수축을 초래할 수 있다.

부작용

- 심혈관계: 저혈압, 편위수축, 빠른맥, 협심성 통증, 두근거림, 혈관수축, 손발냉증. 덜 흔한 것들–비정상적 전도, 느린맥, QRS군의 확장, 혈압상승
- 소화기: 구역, 구토
- 기타: 두통, 괴사, 괴저, 고질소혈증, 입모근 수축, 호흡곤란, 동공확장

상호작용

기타 모든 카테콜아민과 같이, dopamine은 중탄산나트륨과 같은 알칼리성 용액에 의해 불활성화된다. 모노아민산화효소억제제는 dopamine의 α-아드레날린 효과를 상승시켜, 두통, 초고열, 고혈압을 유발한다. 페니토인은 dopamine의 작용을 감소시키고 저혈압을 초래하기도 한다. β 차단제는 마치 α 차단제가 말초 혈관수축을 길항하는 것처럼 dopamine의 심장에 대한 효과를 길항한다.

병원전 고려할 사항

- Dopamine 치료가 시작되기 전에, 저혈량 상태가 교정되어야 한다.
- 정맥 유입속도는 혈압의 변화에 따라 결정된다. 마이크로드립 또는 다른 믿을만한 계기 도구로 정확한 유입속도를 측정해야 한다.
- 유입속도는 지속적으로 관찰하며, 혈관 외 분출을 피하기 위해 세심히 관찰해야 한다. 따라서 정맥유입은 정주와의 대정맥으로 하도록 한다.
- Dopamine은 직사광선을 피해 보관한다. 변색된 용액은 사용하지 않도록 한다.
- 혈압, 맥박, 말초 맥박을 5분마다 확인한다. 정확한 측정이 정밀한 용량적정을 위해 필요하다.
- 환자가 dopamine을 투여받고 있을 때 긴밀한 관찰이 매우 중요하다. 다음과 같은 경우 용량의 감소나 일시적인 중지가 필요하다: 점점 빨라지는 빠른맥, 부정맥, 이완기 혈압의 비율상 부적절한 상승(맥압의 현저한 감소), 말초 경색의 징후(창백, 청색증, 얼룩 반점, 냉증, 압통호소, 통증, 무딘 감각, 또는 열감), 또한 말초 맥박이 있다고 해서 항상 적절한 순환이 이루어지고 있는 것은 아니다.
- 활력징후의 개선 이외에도, 창백의 소실, 발가락 온도의 상승, 손톱 하부 모세혈관의 관류, 혼란이나 혼수상태의 개선 등이 적정 용량과 주요 생체장기의 관류를 나타내는 표지자가 될 수 있다.

Droperidol (드로페리돌)

분류 항구역제

상품명 Inapsine

치료효과 및 약력학 Droperidol은 구조적으로 부티로페논의 유도체이며 약리학적으로 할로페리돌과 유사하다. 이 약물은 모르핀성 진통제나 화학수용체 유발구역(CTZ)에 작용하는 기타 약물들의 구역효과를 길항한다. 또한 이 약물이 갖고 있는 약간의 α-아드레날린 차단효과와 직접적 혈관확장 효과는 저혈압을 유발할 수도 있다. Droperidol은 일차적으로 피질 하부에 작용하여 진정작용을 유발한다. 이 진정작용으로 불안감과 운동능력은 감소시키지만, 반드시 수면이 유도되지는 않아 환자의 반응성은 유지시킬 수 있다. 또한 이 약물은 다른 중추신경억제제를 촉진시킨다.

응급 사용 일차 항구역제(프로메타진, 클로르프로마진 등)에 순응하지 않는 환자에게서 구역과 구토를 감소시키고 안정시키기 위해 사용한다. 또한 약물치료가 필요할 만큼 명백한 정신이상증상을 보이는 환자에게 항정신병약물로 사용할 수도 있다.

성인 용량: 2.5-10.0mg IV

소아 용량: 0.088-0.165mg/kg IV

약동학

흡수: 발현은 3-10분, 최대효과는 30분, 지속시간은 2-4시간, 최대 12시간까지 지속된다.

분포: 태반을 통과한다.

대사: 간에서 대사된다.

배설: 소변과 대변에서 배설된다.

금기 및 주의사항

Droperidol은 약에 과민반응이 있는 것으로 알려진 환자에게서 금기이다. 임산부와 2세 미만의 소아에서 사용 시 안정성은 확립되지 않았다. 노약자, 파킨슨병, 저혈압, 간질환, 콩팥질환, 심장질환, 느린부정맥 환자들에서 주의하여 사용한다. Droperidol은 QT 간격을 연장시키거나 부정맥을 유발할 가능성 때문에 FDA로부터 주의를 받았다.

부작용

중추신경계: 졸림, 추체외로 증상: 긴장이상, 안절부절못함, 안구운동발증; 현기증, 불안, 환각, 의식저하

심혈관계: 저혈압, 빠른맥

기타: 발한, 떨림, 후두연축, 기도연축

상호작용

보고된 바 없다.

병원전 고려할 사항

- 환자가 다른 중추신경억제제를 복용 중이라면, droperidol의 필요 용량이 평소보다 감소될 수 있다. 수술 후 마취제나 기타 중추신경 억제제들이 효과를 촉진시키거나 증강시킬 수 있기 때문에 용량을

줄여서 처방한다.

- 직사광선을 피해 보관한다. 제조과정에서부터 특별 처리가 없는 한 15-30℃에서 보관한다.
- 활력징후를 주의하여 관찰한다. 저혈압과 빠른맥이 흔한 부작용이 될 수 있다. 가능하다면 투여 전에 12 유도 심전도를 확인한다.
- 심각한 기립성저혈압을 유발할 수 있기 때문에, 항상 환자의 운동이나 이동 시 주의를 기울이도록 하며 급격한 자세의 변화는 피한다.
- 마취성 진통제를 투여 중인 환자일 경우 호흡억제의 징후가 있는지 면밀히 관찰해야 한다.
- 비경구성 진통제와 함께 droperidol을 투여한 환자에서 혈압 상승의 보고가 있었다.
- Droperidol은 급성 우울증을 악화시킬 수도 있다.

Enoxaparin (에녹사파린)

분류 항응고제

상품명 크녹산(Knoxan™), 크렉산(Clexane™)

치료효과 및 약력학 Enoxaparin은 피브리노겐을 피브린으로 전환시키는 트롬빈을 불활성화시키고, 안티트롬빈Ⅲ-트롬빈 복합체의 형성을 촉진하는 저분자량 헤파린 유도체이다. 이 약물은 일차적으로 폐색전증 또는 골반이나 무릎 수술 후 심부정맥혈전증을 예방하기 위해 사용된다. 또한 예방뿐 아니라 폐색전증과 심부정맥혈전증에 대한 치료에도 효과가 있다는 것이 증명되었다. 그리고 관상동맥 허혈성질환이나 불안정형 협심증, 비Q파 심근경색 환자에서 경구 아스피린과 함께 사용될 수도 있다.

응급 사용 비안정형 협심증과 비Q파 심근경색에서 혈액 응고를 억제하기 위해 사용할 경우

성인 용량: 1mg/kg 피하주사

폐색전증을 치료할 경우

성인 용량: 0.5mg/kg IV주사

약동학

흡수: 92%가 흡수되며, 발현시간과 최대효과시간은 3-5시간 내, 반감기는 4.5시간이다.

분포: 주로 콩팥, 간, 지라에 분포한다.

배설: 소변과 모유로 배설된다.

금기 및 주의사항

Enoxaparin은 약물, 돼지고기, 헤파린에 과민반응을 보이는 환자에게 금기이다. 과다한 현성출혈을 일으키고 있거나 혈소판감소증인 환자에게는 사용하지 않는다.

부작용

- 중추신경계: 혼란, 현기증
- 심혈관계: 부종, 말단부종, 가슴통증, 부정맥

- 소화기: 구역
- 기타: 불안정, 통증, 혈종, 주사부위의 홍반, 반상, 출혈부작용, 혈관 부종, 발진, 두드러기

상호작용

비스테로이드성 소염진통제, 와파린, 항혈소판제(티클로피딘, 디피리다몰) 등은 출혈성 소인을 증가시킨다.

병원전 고려할 사항

- 세균성 심내막염, 선천성 출혈질환, 궤양, 출혈성 뇌졸중 또는 최근의 뇌척수 수술 등 출혈 위험이 있는 환자나 노약자에게서는 주의해서 사용한다.
- 근육주사하지 않는다.
- 주사부위를 문지르지 않으며, 주사부위의 출혈징후를 관찰한다.

Epinephrine (에피네프린)

분류 교감신경흥분제

상품명 에피네프린(Epinephrine™)

치료효과 및 약력학 Epinephrine은 자연적으로 동물의 부신에서 얻을 수 있는 카테콜아민에 존재하지만, 인공적으로 합성되기도 한다. α와 β 아드레날린 수용체에 직접 작용하며, 이 약물은 가장 효과적인 α 수용체 작용인자이다. Epinephrine은 안면부 동맥과 땀샘을 제외한 모

든 교감신경계 작용을 나타낼 수 있다. 약물의 β_1효과는 심근의 수축력을 강화시키고, 수축기 혈압을 상승시키나 이완기 혈압을 감소시키며, 또한 심박수와 심박출량을 상승시킨다. 약물의 β_2효과는 기관지 평활근을 이완시키고 기도 저항을 유발할 수 있는 점액 분비를 억제한다. 또한 α효과는 기관지 세동맥을 수축시키고 히스타민 분비를 억제하여, 울혈, 부종을 감소시키고 1회 호흡량과 폐활량을 증가시킨다. Epinephrine은 또한 피부, 점막, 콩팥의 세동맥은 수축시키는 반면 골격근의 혈관은 이완시키며, 자궁의 평활근육을 이완시키고 자궁수축을 억제한다. Epinephrine의 중추신경계의 영향은 말초효과에 기인한 것이라고 믿어진다.

응급 사용 심정지 상태에서 심박 율동을 회복시킬 때

성인 용량: 1mg을 1:10,000 정맥주사로 순환이 회복될 때까지 3-5분마다 투여한다. 만약 기관 내로 투여될 경우 2.0-2.5mg을 1:10,000으로 투여한다.

소아 용량: 0.01mg/kg을 1:10,000 IV/IO. 기관 내로 투여될 경우 0.1mg/kg을 1:1,000으로 투여한다. 이후의 모든 용량은 0.1mg/kg을 1:1,000으로 투여한다.

알레르기 반응을 치료하고자 할 때

성인 용량: 0.3-0.5mg을 1:1,000 피하주사, 근육주사로 매 5-15분, 또는 피하주사가 부적절하거나 반응이 좋지 않을 경우 0.5-1.0mg을 1:10,000 정맥주사로 투여한다.

소아 용량: 0.01mg/kg을 1:1,000 피하주사, 근육주사 및 피하주사가 부적절하거나 반응이 좋지 않을 경우 0.01mg/kg을 1:10,000 정맥주사로 매 10-15분으로 투여한다.

약동학

흡수: 발현시간은 정맥투여 시 2분 미만, 피하주사 시 3-10분, 기관 내 투여 시 1분 미만; 최대효과시간은 IV/기관 내 투여 시 5분미만, 피하주사 시 20분, 지속시간은 정맥주사/기관 내 투여 시 5-10분, 피하주사 시 20-30분

분포: 광범위하게 분포하며, 뇌혈류장벽을 통과하진 않지만 태반을 통과한다.

대사: 조직과 간에서 모노아민산화효소(MAO)와 카테콜-오-메틸전이효소(COMT)에 의해 대사된다.

배설: 소량은 대사되지 않은 채로 소변 및 모유로도 배설된다.

금기 및 주의사항

심장정지 상황에서 epinephrine의 절대적 금기는 없다. 기타 경우에서는, 교감신경흥분성 아민에 과민반응, 협우각녹내장, 출혈성, 외상성, 심장성 쇼크, 확장성심근병증, 뇌동맥경화증, 관상동맥부전, 부정맥, 기질적 심장질환 또는 뇌질환, 임신 2기일 경우 금기가 될 수 있다. 임산부, 수유부, 소아에서의 안정성은 확립되지 않았다. 노약자, 고혈압 환자, 당뇨, 갑상선기능항진증, 파킨슨병, 결핵, 기관지천식이나 폐기종, 퇴행성 심장질환, 6세 미만의 소아에서는 주의하여 사용

하여야 한다.

부작용

- 중추신경계: 짜증, 안절부절, 불면, 공포, 불안, 진전, 심한 두통, 뇌혈관질병, 무기력, 현기증, 실신
- 심혈관계: 가슴통증, 두근거림, 고혈압, 심근경색, 심실세동을 포함한 빠른부정맥
- 소화기: 구역, 구토
- 피부: 창백, 발한, 반복적 주사부위의 조직괴사

상호작용

Epinephrine은 페노티아진에 의한 저혈압이나 순환허탈에 의한 저혈압을 악화시킬 수 있다. 다른 교감신경흥분제와 병용하였을 경우 추가적인 독성을 나타낼 수 있다. α와 β 아드레날린 차단제는 epinephrine의 효과를 길항한다. Epinephrine은 pH 의존적이며 따라서 중탄산염 같은 고도의 알칼리용액과 병용될 경우 불활성화 될 수 있다.

병원전 고려할 사항

- 투베르쿨린 주사기가 비경구투여 시 정밀도를 높일 수 있다.
- Epinephrine 주사는 항상 직사광선 노출로부터 보호하며, 사용할 준비가 다 되기 전에는 앰플이나 유리병을 보관용기에서 분리하지 않는다.
- Epinephrine을 주사하기 전에 신중하게 흡입하고, 피하용량으로 부주의하게 정맥주사로 투여했을 경우 급작스런 고혈압과 뇌출혈을

초래할 수도 있다.

- 반복적인 주사에 의한 혈관수축이 조직 괴사를 초래할 수도 있으며 주사부위를 바꿔가면서 투여하고, 혹시 국소적으로 창백해지지는 않는지 관찰하도록 한다.
- 심폐소생술에서 IV로 투여 시 1:1,000 1mℓ 앰플을 사용할 경우 10mℓ 생리식염수액에 추가적으로 희석한다.
- 주기적으로 용량을 투여할 경우 500mℓ 5% 포도당용액에 희석한다.
- 정맥주사로 투여할 경우 1mg마다 1분 또는 그 이상의 시간 동안 투여하고, 심정지 상황일 경우 조금 더 빨리 투여할 수 있다.
- 이소프로테레놀은 epinephrine과 같이 사용하지 않도록 한다. 어떤 약에서 다른 약으로 전환할 경우 4시간 간격을 두어야 한다.

Eptifibatide (엡티피바타이드)

분류 Ⅱb-Ⅲa 당단백 억제제; 항혈전제제; 항혈소판제제

상품명 Integrilin

치료효과 및 약력학 Eptifibatide는 혈소판, 혈관내막 및 평활근세포에서 발견되는 Ⅱb-Ⅲa 당단백 수용체에 결합한다. 이 약물은 활성화된 혈소판 수용체에 피브리노겐이나 기타 응집성 분자들이 결합하는 것을 막아 혈소판 응고를 막는다.

응급 사용 급성 관상동맥증후군(비안정형 협심증, 비Q파 심근경색)과 경피적관상동맥중재술을 받고 있는 환자의 치료에 사용할 때.

성인 용량: 용량 도표에 기초하여 용량을 정하고, 급성 관상동맥증후군에서는 항상 아스피린과 헤파린을 병용하여 사용한다.

소아 용량: 적응증이 아니다.

약동학

흡수: 즉각적으로 흡수되며, 지속시간은 투여를 중지한 후 6–8시간, 반감기는 2.5시간이다.

분포: 25%는 단백질에 결합한다.

대사: 거의 대사되지 않는다.

배설: 50%는 소변으로 배설된다.

금기 및 주의사항

Eptifibatide는 출혈소인을 증가시킬 수 있기 때문에 다음과 같은 임상적 상황에서는 금기이다. 활동성 내출혈, 최근 6주 내의 임상적으로 명백한 소화기 또는 비뇨기 출혈, 2년 내의 뇌졸중 기왕력, 확연한 신경결함 부작용을 동반한 뇌졸중, 혈소판감소증, 최근 6주 내의 큰 수술 및 외상, 두개내종양, 동정맥기형, 동맥류, 조절되지 않는 심한 고혈압, 혈관염의 기왕력.

부작용

- 중추신경계: 두개내출혈
- 소화기, 비뇨기: 출혈

- 혈액: 출혈, 빈혈, 혈소판감소증

상호작용

경구 항응고제, 비스테로이드 항염증제제, 디피리다몰, 티클로피딘, 덱스트란 등은 출혈위험을 증가시킬 수 있다.

병원전 고려할 사항

- 모든 위험장소의 출혈에 대한 증상과 징후를 관찰해야 하며(도관 삽입, 바늘 찌름, 소화기, 비뇨기, 후복부) 투여 중 언제라도 과민반응이 발생할 수 있다.
- 불필요한 침습적 술기나 장치는 피하거나 최소화한다.
- 만약 알레르기반응이나 아나필락시스 양성반응이 발생할 경우, 즉각적으로 투여를 중지하고 적절한 치료를 한다.
- 비록 다른 심혈관계열 약물과의 상반되는 상호작용이 보고된 바는 없지만, 되도록 다른 약과 다른 정맥주사로 투여하며, 기타 약과 혼합하지 않도록 한다.

Esmolol (에스몰롤)

분류 베타차단제

상품명 에스블록(Esbloc™), 브레비블록(Brebibloc™)

치료효과 및 약력학 Esmolol은 심장특이성은 갖지만 고유교감신경이나 막 안정(퀴니딘계) 활동성은 없는 초속효성 β_1-아드레날린 차단제이다. 이 약물의 혈역학적 효과는 약하며, β 차단제로써의 효과는 프로프라놀롤의 약 100분의 1정도이다. β-아드레날린 수용체에 경쟁적으로 결합함으로써, 카테콜아민의 작용효과를 억제한다. 이 약물은 주로 심장 조직에 있는 β_1수용체에 결합하기 때문에, 교감신경에 의해 심박수와 혈압이 상승되는 것을 차단하게 된다.

응급 사용 빠른 심실반응에 의한 상심실성빈맥을 변환시킬 때 사용한다.

성인 용량: 초기용량은 500mcg/kg/min으로 1분간 정맥주사로 투여하고, 유지용량은 50mcg/kg/min으로 4분간 정맥주사로 투여한다. 만약 효과가 없을 경우, 목표 효과가 달성될 때까지 초기용량을 4분마다 반복 투여하며 유지용량을 50mcg/kg/min으로 증가시킨다. 유지용량은 300mcg/kg/min을 초과해서는 안 된다.

약동학

흡수: 발현시간은 5분 내, 최대효과시간은 10-20분, 지속시간은 10-30분, 반감기는 9분이다.

대사: 적혈구 에스터라아제에 의해 빠르게 가수분해된다.

배설: 소변으로 배설된다.

금기 및 주의사항

Esmolol은 심부전, 1도 이상의 전도차단, 동성느린맥, 그리고 심장성 쇼크 환자에게서 금기이다. 임신부와 수유부, 소아에 대한 안정성은 확립되지 않았다. 알레르기 또는 기관지 천식, 기관지연축, 폐기종, 울혈성심장기능상실, 당뇨, 콩팥기능상실 환자에게서는 주의해서 사용한다.

부작용

- 중추신경계: 두통, 현기증, 비몽사몽, 혼란, 격앙
- 심혈관계: 저혈압(고용량과 관련), 손발냉증, 느린부정맥, 홍조, 심근약화
- 소화기: 구역, 구토
- 호흡기: 호흡곤란, 가슴통증, 수포음, 기관지연축
- 피부: 유입장소 염증(발적, 부종).

상호작용

Esmolol은 디곡신의 농도를 10-20% 상승시킬 수 있다. 모르핀 정맥주사는 esmolol의 농도를 45% 정도 증가시킬 수 있다. 숙시닐콜린은 신경근접합부 차단을 지연시킬 수 있다. 심각한 저혈압이 생길 우려가 있으므로 칼슘채널차단제를 정맥주사하고 있는 환자에게는 절대 esmolol을 투여하지 않는다.

병원전 고려할 사항

- Esmolol은 투여되기 전에 반드시 희석되어야 한다(10mℓ 앰플에 250mg/mℓ). 매 5g를 500mℓ의 5% 포도당용액, 생리식염수, 또는 기타 적절한 희석액(제조업자의 지시대로)에 희석해야 한다. 최종적으로 10mg/mℓ가 되어야 한다.

  주의: 고농도 용액(20mg/mℓ)을 사용할 경우 정맥의 과민증이나 정맥 염을 유발할 수 있다.
- 알맞은 정맥주사용 용액에 희석되기 전에 다른 약물을 첨가하지 않

도록 한다.

- 희석된 유입용액은 실온에서 24시간 동안 보관가능하다.
- Esmolol을 주입하는 동안 혈압, 맥박, 심전도를 확인한다.
- 초기 적정기에 저혈압이 발생할 수도 있다. 그 후에는 용량의 증가에 따라 위험성도 증가한다. 주로 저혈압 증상은 esmolol의 투여가 중지되거나 줄어들 때부터 30분 내에 발생된다.
- 주입 도중에 주사반응(열감, 홍반) 또는 발한이 생길 수도 있으며, 반응 모두 일시적이지만 국소 반응이 반복될 경우 주사부위를 바꾸어야 한다. 혈액 화학검사에서 특이사항은 보고되지 않았다.
- 느린맥, 심한 현기증 또는 의식저하, 호흡곤란, 손톱 밑이나 손바닥, 손 색깔의 푸른 변화, 간질 등 과다용량 증상이 나타나는 경우 투여를 중단한다.

Etomidate (에토미데이트)

분류 최면제

상품명 에토미데이트-리푸로(Etomidate-lipuro™)

치료효과 및 약력학 Etomidate는 기관내삽관을 용이하게 할 때 사용할 수 있는 초속효성, 비바비튜레이드 최면제이며 마취효과는 없다. 이 약물은 최소한의 심혈관계와 호흡기에 미치는 영향으로 빠른 마취효과를 유도할 수 있다. 일단 정맥주사 후 빠르게 분포되고 대사되어 배설된다. Etomidate는 다른 마취제, 특히 바비튜레이트와 비교하였을 때 기관독성이나 생화학적 또는 혈액학적 부작용이 없고, 히스타민분비도 유발하지 않는다는 장점이 있다. 특유의 빠른 발현시간과 그 안정성 때문에 Etomidate는 기관내삽관을 위한 진정제로 유용하게 사용되고 있다.

응급 사용 기관내삽관에 앞서 진정효과를 얻고자 할 때

성인 용량: 0.1-0.3mg/kg을 정맥주사로 15-30초 이상

소아 용량: 10세 이상은 성인과 같다.

약동학

흡수: 발현시간은 10-20초, 최대효과시간은 1분, 지속시간은 3-5분, 반감기는 30-74분이다.

대사: 간에서 빠르게 대사되어 불활성화된다.

배설: 주로 소변으로 배설된다.

금기 및 주의사항

Etomidate는 약물에 과민반응을 보이는 환자에게는 금기이다. 심한 저혈압, 천식, 또는 심한 심혈관 질환을 가진 환자에게서는 주의하여 사용한다. 10세 미만의 소아에 대한 안정성은 확립되지 않았다.

부작용

- 중추신경계: 골격근 경련운동, 긴장성 운동
- 호흡기: 무호흡, 과호흡 또는 빈호흡, 후두연축,
- 혈관계: 고혈압 또는 저혈압, 빠른맥 또는 느린맥, 부정맥

- 소화기: 구역, 구토
- 기타: 안구운동, 딸꾹질, 코골이

상호작용

응급 사용 시에는 없다.

병원전 고려할 사항

- 베라파밀은 호흡작용 억제와 무호흡을 연장시킬 수 있다.
- Etomidate는 그 어떤 마취효과도 없다는 것이 매우 중요하며, 전기적 심율동전환과 같은 통증이 심한 술기를 시행하기 전에 마취제를 함께 처방하여야 한다.
- Etomidate의 효과가 사라지면서 구역증상이 흔하게 있을 수 있고 이에 대한 예측과 적절한 치료가 뒤따라야 한다.
- 근육 경련성수축이 유발되기 쉬우며, 심각한 것은 아니지만 오래된 골절 등의 손상이 있는 환자에게서 통증을 유발할 수 있다.
- 플루마제닐은 etomidate의 효과를 역전시키지 못한다.

Fentanyl Citrate (구연산펜타닐)

분류 최면성 마취제

상품명 펜타닐(Fentanyl™)

치료효과 및 약력학 Fentanyl은 모르핀이나 메페리딘과 질적으로 유사하게 최면 또는 진통 효과를 생성할 수 있지만 보다 빨리 작용하고 약효가 짧게 지속되는 특징이 있다. 이 약물의 일차적인 작용은 진통과 진정이다. 진통효과 외에도 약물에 의한 호흡수 변화와 폐포 호흡이 유발될 수 있다. 모르핀과 메페리딘에 비해서 구역유발효과는 적다.

응급 사용 급박한 기관내삽관에 대한 진정작용과 통증경감을 위해 사용한다.

성인 용량: 25–100mcg을 2–3분간 천천히 IV주사

소아 용량: 2.0mcg/kg을 천천히 IV주사/IM주사

약동학

흡수: 발현은 즉각적이며, 최대효과는 3–5분, 지속시간은 30–60분이다.

대사: 간에서 대사된다.

배설: 소변으로 배설된다.

금기 및 주의사항

Fentanyl은 14일 내에 모노아민산화효소억제제를 투여받았거나, 중증근무력증 환자에게서 금기이다. 임산부와 2세 미만의 소아에 대한 안정성은 확립되지 않았다. 머리외상, 두개내압 상승, 노약자, 만성폐쇄성 기관지 질환, 기타 호흡기 질환, 간기능상실, 콩팥기능상실, 느린부정맥 환자에게서 주의하여 사용해야 한다.

부작용

- 중추신경계: 진정, 다행감, 현기증, 발한, 섬망, 고용량 사용 시 경련
- 심혈관계: 저혈압, 느린맥, 순환저하, 심정지

- 눈: 축동, 시야 흐림
- 소화기: 구역, 구토, 변비, 장 폐색
- 호흡기: 후두연축, 기관지수축, 호흡능력 억제 또는 호흡정지
- 기타: 근육강직, 특히 빠른 주입 후의 호흡근, 요정체, 발진

상호작용:

알코올과 기타 중추신경억제제가 펜타닐의 효과를 촉진시킬 수 있다. 모노아민산화효소억제제가 위기성 고혈압을 유발할 수 도 있다.

병원전 고려할 사항:

- 비경구 투여는 희석하지 않거나 5㎖ 증류수 또는 생리식염수에 희석하여 투여할 수 있으며, 직접 정맥주사로 1-2분간 주사한다.
- 기타 지시사항이 없으면 15-30℃ 온도에 보관하고 직사광선을 피한다.
- 활력징후를 관찰하며 골격근이나 가슴근육(호흡근)의 강직, 약화의 징후를 관찰한다.
- 호흡억제효과의 지속시간이 최면성 마취효과보다 오래 갈 수도 있다. 그럴 경우 즉각적으로 산소공급, 기관지삽관 내지 소생기구, 날록손 같은 아편성 길항제가 필요하다.

Flecainide (플레카이니드)

분류 항부정맥제

상품명 탬보코(Tambocor™), 풀카드(Fulcard™)

치료효과 및 약력학 Flecainide는 I C 계열 항부정맥제와 유사한 전기생리학적 효과로 국소마취 또는 항부정맥 효과를 나타낸다. 이 약물은 심근전도속도를 낮추고, 심실 내화도를 상승시키지만 재분극에는 거의 영향을 미치지 않는다. Flecainide는 치료적 용량에서는 히스-심실과 QRS 간격을 연장시킨다. 임상적으로 flecainide는 저혈압과 심근억제효과를 모두 나타내기 때문에, 심실조기수축과 동성 부정맥, 심실성 부정맥에 대한 효과적 억제제로 사용할 수 있다.

응급 사용 심방세동과 심방조동, 방실결절 회귀성 빈맥, WPW 증후군과 관련한 심실상성빠른맥을 회복시키기 위해 사용한다.

성인 용량: 12시간마다 경구로 100mg을 투여한다. 4일마다 하루 두 번 50mg씩 증량하여 최대 400mg/day까지 투여한다. 정맥주사 용량은 2mg/kg으로 10mg/min 속도로 투여한다.

소아 용량: 경구로 하루 3회 1-3mg/kg/day, 최대 8mg/kg/day로 투여한다.

약동학

흡수: 위장관에서 잘 흡수되며, 최대효과는 2-3시간, 반감기는 7-22시간이다.

분포: 태반을 통과하며, 모유에 분포한다.

대사: 간에서 대사된다.

배설: 주로 소변으로 배설된다.

금기 및 주의사항

Flecainide는 이 약물에 과민반응을 보이거나, 2도 내지 3도 방실차단, 경미한 좌각차단과 관련된 우각차단, 심장성 쇼크, 간기능상실이 있는 환자의 경우 금기이다. 울혈성심장기능상실, 동기능부전증후군, 콩팥기능상실이 있는 환자에게서는 주의하여 사용해야 한다.

부작용

- 중추신경계: 현기증, 두통, 아찔함, 불안정함, 이상감각, 피로
- 심혈관계: 부정맥, 가슴통증, 울혈악화
- 눈: 시야혼탁, 초점 흐림, 점이 보이는 현상
- 소화기계: 구역, 변비, 입맛변화
- 기타: 호흡곤란, 열, 부종

상호작용

시메티딘은 flecainide의 농도를 증가시킬 수 있으며, 디곡신의 농도를 15-25% 증가시킬 수 있다. β 차단제는 심근억제효과를 강화시킬 수 있다.

병원전 고려할 사항

- Flecainide의 정맥 투여는 미국에서 승인되지 않은 상태이다.
- 심근경색이 있었던 환자에게서는 사용을 피하고, 약물의 심근억제효과 때문에 사망률을 증가시키는 것으로 보고되었다.
- Flecainide는 천천히 주입해야만 하기 때문에 응급약물로서는 임상 4일보다 짧은 간격으로 용량을 증가시키는 것은 추천되지 않는다.

- 별도의 지시사항이 없으면 밀폐되고 빛을 차단할 수 있는 용기에 15-30℃ 온도에서 보관한다.
- 약물에 의한 부정맥의 가능성이 있으므로 심전도 모니터링이 필요하다.
- 일단 부정맥이 조절되면, 주의하여 용량 감소를 시도한다.
- 처방된 시간대에 약을 복용하는 것이 매우 중요함을 환자에게 주지한다.
- 환자에게 시력장애가 동반되지 않는지 잘 살피도록 설명한다.
- 환자에게 대변 색깔이 검은색 또는 타르색으로 변하거나, 커피색 또는 빨간색으로 토혈을 하거나, 기타 소화기 장애가 생길 경우 즉시 의사를 찾도록 설명한다.
- 피부의 발적, 소양감, 황달의 경우 즉시 의사에게 알리도록 한다.
- 아찔함, 현기증, 의식저하 등의 중추신경효과의 가능성에 대해 환자에게 설명하고, 약물에 대한 반응으로부터 안전하다고 판단될 때까지 위험한 활동은 삼가도록 한다.
- 의사에게 알리지 않은 어떤 신체 이상이나, 다른 처방약을 복용 중인 환자일 경우 이부프로펜 등의 약을 자가 복용하지 않는 것이 좋다.
- 이부프로펜과 아스피린, 아세트아미노펜은 병용하지 않도록 한다.
- 알코올이나 비스테로이드성 소염진통제는 소화기 궤양 또는 궤양성 출혈의 가능성을 높이므로 피하도록 한다.

Flumazenil (플루마제닐)

분류 벤조디아제핀 길항제

상품명 아넥세이트(Anexate™), 플루닐(Flunil™)

치료효과 및 약력학 Flumazenil은 벤조디아제핀 특유의 GABA/벤조디아제핀 복합체 효과를 억제하여 벤조디아제핀의 중추신경효과(진정작용, 기억상실, 정신운동 수행억제)를 길항한다. 또한 다음과 같은 약물들의 호흡억제기능을 회복시키는 데도 사용할 수 있다: 디아제팜, 미다졸람, 로라제팜, 트리아졸람, 테마제팜, 졸피뎀, 플루라제팜, 클로라제페이트, 옥사제팜, 클로나제팜, 쿠아제팜, 에스타졸람, 알프라졸람. 플루마제닐은 아편계 약물의 효과를 역전시키지는 않는다.

응급 사용 벤조디아제핀에 의한 호흡억제를 회복시킬 때 사용한다.

성인 용량: 0.2㎎을 30초 이상 정맥주사, 1㎎까지 반복

약동학

흡수: 발현은 1-5분, 최대효과는 6-10분, 지속시간은 2-4시간, 반감기는 54분이다.

대사: 간에서 불활성화 대사된다.

배설: 90-95%는 소변으로, 5-10%는 대변으로 72시간 내에 배설된다.

금기 및 주의사항

Flumazenil의 사용을 최면제 과다사용 시 날록손을 사용하듯이 벤조디아제핀 과다사용 시 사용해서는 안 된다. 생명을 위협할 만한 flumazenil

금단반응의 위험성이 flumazenil 사용 시 기대되는 이점보다 더 크기 때문이다. Flumazenil이나 벤조디아제핀에 과민반응을 보이거나, 간질반응 등 삶을 위협하는 상태를 치료하기 위해 벤조디아제핀을 복용 중인 환자, 삼환계 항우울제 과용의 가능성이 있는 환자, 발작에 취약한 노동자, 임산부인 환자는 금기이다. 소아에의 효과는 알려지지 않았다. 간기능상실이나, 노약자, 임산부, 수유부, 집중관리환자, 머리외상, 또는 알코올중독 환자, 벤조디아제핀 의존성 환자에게는 주의하여 사용한다.

부작용

- 중추신경계: 감정적 불안정, 두통, 현기증, 안절부절, 반복적 진정, 간질, 시야 흐림
- 소화기: 구역, 구토, 딸꾹질
- 기타: 발한, 주사부위 통증, 빠른 호흡

상호작용

응급상황에서는 드물다

병원전 고려할 사항

- 혈관 외 주입 시 국소 염증을 유발할 수 있기 때문에, 정맥으로 주입하기 전에 정확히 정맥으로 연결되었는지 확인해야 한다.
- 되도록 flumazenil은 대정맥을 통해 투여되어야 한다.
- Flumazenil을 일시주사로 투여해서는 안 되며, 대신 0.2mg 용량을 15초 이상 천천히 투여해야 하고, 60초 이상의 간격을 두어야 한다.
- 위험성이 높은 환자의 경우, flumazenil의 투여속도를 줄이고 투여

간격을 6-10분으로 연장한다.

- 재진정작용이 발생할 경우, 반복용량을 20분 간격으로 투여해야 한다. 반복치료 시 최대용량은 1mg을 0.2mg/min의 속도로 투여하며, 1시간에 3mg을 넘지 않도록 한다.
- 120분가량 호흡억제나 재진정작용 유무를 주의하며 벤조디아제핀 역전효과를 관찰한다.
- Flumazenil을 투여한다 해도 벤조디아제핀에 의한 호흡기능상실이 완벽히 회복되진 않는다. 재진정작용의 위험이 사라질 때까지 환자의 호흡 상태를 면밀히 주시해야 한다.
- 간질반응 여부를 확인하고 적절한 대비를 해야 한다.
- 벤조디아제핀 치료와 flumazenil에 의한 간질반응은 큰 관련이 없으며 대신 페니토인이나 페노바비탈 같은 기타 계열의 항간질 약물이 사용되어야 한다.

Fosphenytoin (포스페니토인)

분류 항경련제

상품명 쎄레빅스(Cereblx™)

치료효과 및 약력학 포스페니토인은 페니토인의 전구체 약물이다. 투여 이후, 포스페니토인이 항경련제인 페니토인으로 전환된다. 페니토인의 세포에 대한 기전은 포스페니토인의 항경련 효과 때문이라고 생각된다. 포스페니토인은 또한 신경세포의 나트륨통로를 조절하고, 신경세포막을 통한 칼슘의 유입을 조절하여 신경세포와 교세포의 Na/K ATPase 활성을 증강시키는 것으로 보인다.

응급 사용 포스페니토인은 간질발작을 회복시키거나, 가능성이 높은 환자들에게서 간질을 예방하고자 할 때 사용한다.

성인 용량: 정맥주사 초기용량은 15-20mg PE/kg을 100-150mg PE/min으로 투여한다. 초기유지용량은 4-6mg PE/kg/day이다. 모든 포스페니토인 용량은 페니토인과 포스페니토인 사이의 계산을 단순화하기 위해 페니토인나트륨 당량(PE)으로 표현된다(PE, phenytoin sodium equivalent; 페니토인나트륨 당량).

약동학

흡수: IV/IM주사 후 완전히 흡수되며 최대효과는 근육주사 시 30분이다.

분포: 95-99%는 단백질에 결합되고 태반을 통과하며, 모유에도 분포한다.

대사: 대부분 간에서 산화된다.

배설: 대사된 후에 소변으로 배설된다.

금기 및 주의사항

포스페니토인은 약물에 과민반응이 있거나, 저혈당에 의한 간질, 동성 느린맥, 완전 또는 불완전 심전도차단, 스토크-아담스 증후군, 임산부, 수유부는 금기이다. 간기능상실, 콩팥기능상실, 알코올중독, 저혈압, 심전도차단, 느린맥, 심한 관상동맥 질환, 당뇨, 고혈당, 호흡저하 환자에게 주의하여 사용한다.

부작용

- 중추신경계: 이상감각, 이명, 안구진탕, 현기증, 졸림, 혼란, 진전
- 심혈관계: 부정맥, 저혈압, 고혈압, 심혈관 허탈
- 소화기: 구역, 구토, 연하곤란
- 눈: 결막염, 광선공포증, 복시
- 대사: 발열, 고혈당
- 기타: 발진, 급성콩팥기능상실

상호작용

알코올은 포스페니토인의 효과를 감소시킨다. 아미오다론, 클로람페니콜, 그리고 옴페라졸은 포스페니토인의 농도를 증가시킨다.

병원전 고려할 사항

- 포스페니토인은 정맥주사에 추가적으로 근육주사할 수 있다.
- 정맥주사 포스페니토인은 5% 포도당용액이나 생리식염수에 희석되어야 한다.
- 심전도, 맥박, 혈압, 호흡을 면밀히 관찰한다.
- 발진이 생길 경우 투여를 중단한다.
- 기타 부작용을 잘 관찰하도록 한다.
- 포스페니토인은 비용적으로 페니토인보다 비싸다.

Furosemide (푸로세미드)

분류 고리형 이뇨제

상품명 다이릭스(Dailix™), 라식스(Lasix™)

치료효과 및 약력학 푸로세미드는 에타크린산과 거의 동일한 약리작용을 보이는 속효성 설폰아마이드 고리형 이뇨제 및 항고혈압제이다. 이 약물의 정확한 작용기전은 명백히 밝혀지지 않았다. 이 약물의 투여 시 콩팥혈관저항이 감소되고, 콩팥혈류가 증가한다. 일차적으로는 헨레고리와 근위세뇨관, 원위세뇨관에서 나트륨과 염화물의 재흡수를 억제한다. 보고에 의하면 푸로세미드가 에타크린산에 비해 내이신경독성은 덜한 것으로 나타났다. 또한 이 약물의 정맥확장효과는 심장의 전부하를 감소시켜 심근부하를 감소시킨다.

응급 사용 급성 폐부종이나 울혈성심장기능상실을 치료할 때 사용한다.

성인 용량: 40-120mg 천천히 정맥주사

소아 용량: 1mg/kg 천천히 정맥주사

약동학

흡수: 혈관확장효과의 발현시간은 5-10분이며 이뇨효과는 5-30분이고 최대 혈관확장효과는 30분 그리고 최대 이뇨효과는 20-60분이다. 혈관확장 지속시간은 2시간 미만이며, 이뇨 지속시간은 6시간, 반감기는 30분이다.

대사: 소량만이 간에서 대사된다.

배설: 소변으로 빠르게 배설된다; 정맥주사 시 80%가 24시간 내에

배설되며, 모유로도 배설된다.

금기 및 주의사항

푸로세미드는 푸로세미드나 설폰아마이드에 과민반응이 있었던 환자, 심해지는 핍뇨, 무뇨, 체액 또는 전해질 저류, 간성 혼수환자, 임산부에게 금기이다. 유아, 노약자, 간경화, 심증후군, 급성 심근경색 등으로 인한 심장성 쇼크, 통풍, 디지털리스나 스테로이드를 복용 중인 환자에게 주의하여 사용한다.

부작용

- 심혈관계: 체위성저혈압, 과다한 이뇨 후 현기증, 급성저혈압, 순환허탈
- 용액 및 전해질 불균형: 저혈량, 탈수, 저나트륨혈증, 저칼륨혈증, 저염분혈증, 대사성 알칼리증, 저마그네슘혈증, 저칼슘혈증
- 소화기: 구역, 구토, 구내 및 위 발열감, 식욕저하, 설사, 변비, 복부 조임감, 급성 이자염, 황달
- 비뇨생식기: 알레르기 간질성 사구체염, 비가역성 콩팥기능상실, 빈뇨
- 혈액: 빈혈, 백혈구감소증, 혈소판감소성 자반
- 드문 증상: 재생불량성빈혈, 무과립구혈증
- 내이독성증상: 이명, 현훈, 귀의 중후감, 청력상실(드물게 영구적임)
- 피부: 소양감, 두드러기, 피부염, 자반증, 광선과민증
- 기타: 고혈당, 당뇨, BUN상승, 고요산혈증, 발한, 이상감각, 시야혼탁, 근위축, 무력, 정맥염, 근주부위 통증

상호작용

기타 이뇨제가 푸로세미드의 이뇨효과를 증가시킬 수 있다. 저칼륨혈증에 의한 디곡신 독성의 가능성도 있다. 비탈분극성 신경근접합 차단제(튜보쿠라린)은 신경근접합 차단효과를 지속시킬 수 있다. 코티코스테로이드는 저칼륨혈증을 유발할 수 있다. 푸로세미드는 리튬배설을 감소시키고 독성을 증가시켜, 인슐린의 혈당강하효과를 방해할 수 있다. 비스테로이드성 소염진통제가 이뇨효과를 흐리게 할 수도 있다.

병원전 고려할 사항

- 포장에서 분리된 후 주사기를 직사광선으로부터 보호해야 한다.
- 정맥투여 시 희석하지 않고 직접 정맥으로 20mg 정도를 1분 이상 소요하여 투여한다. 고용량을 투여할 때는 내이독성의 위험을 감소시키기 위해 4mg/min의 속도가 권장된다.
- 신생아, 영아, 소아의 정맥주사 시 의사에게 정확한 투여농도와 주입속도를 확인한다.
- 푸로세미드가 혼합된 주입용액은 24시간 내에 사용되어야 한다.
- 비경구 투여를 받고 있는 환자는 혈압 등 활력 징후를 면밀히 관찰해야 한다. 심정지에 의한 급사가 보고된 바 있다.
- 이뇨제를 한창 투여 중인 노인에서 더 긴밀한 관찰이 필요하다. 갑작스런 요액과 전해질균형 변화가 다른 어떤 부작용을 유발할 수도 있다. 이런 증상이 생길 경우 의사에게 보고해야 한다.

• 침전물을 생성시킬 수 있기 때문에 푸로세미드는 암리논/인암리논과 같은 정맥경로로 투여하지 않아야 한다.

Glucagon (글루카곤)

분류 호르몬

상품명 가르콘(Garcon™)

치료효과 및 약력학 글루카곤은 자연적으로 췌장의 랑게르한스섬 α세포에서 생성되는 폴리펩티드 호르몬이다. 이 물질은 분비된 후 저장된 글리코겐을 포도당으로 분해하고, 포도당의 글리코겐 합성을 억제한다. 이 모든 작용은 혈중 포도당 농도를 상승시키게 된다. 근육으로 주사할 경우 저혈당 상태에 매우 효과적이지만, 정맥주사할 경우는 효과적이지 못하다. 글루카곤은 또한 카테콜아민과 같이 심박수와 심근수축력을 상승시키고 방실전도를 증가시킨다. 이 작용은 베타차단제와는 독립적으로 일어난다.

응급 사용 저혈당 환자에 있어 혈중 포도당 농도를 증가시키고자 할 경우 정맥으로는 투여하지 않는다.

성인 용량: 1.0mg 근육주사/피하주사 5-20분마다 반복 투여

소아 용량: 0.03-0.1mg/kg 20분마다 필요 시 투여(최대용량은 1.0mg)

베타차단제 과다사용에 대해 치료할 경우

성인 용량: 50-150mcg/kg 정맥으로 1분 이상 투여

소아 용량: 50-150mcg/kg 정맥으로 1분 이상 투여

논문에는 β 차단제 과다사용 시 글루카곤을 보조적으로 사용하는 것은 극히 제한하고 있다.

약동학

흡수: 발현시간은 5-20분, 최대효과시간은 30분, 지속시간은 1-1.5시간, 반감기는 3-10분이다.

대사: 간, 혈장, 콩팥에서 대사된다.

배설: 소변으로 배설된다.

금기 및 주의사항

글루카곤은 글루카곤이나 단백질 합성물질에 과민반응이 있는 환자에게 금기이다. 임산부나 수유부에 대한 안정성은 확립되지 않았다. 글루카곤은 간에 글리코겐 저장량이 있을 때만 효과적이다. 심혈관계나 콩팥질환이 있었던 환자에게는 주의하여 투여한다.

부작용

- 중추신경계: 현기증, 두통
- 심혈관계: 저혈압
- 소화기: 구역, 구토
- 기타: 과민반응, 고혈당, 저칼륨혈증

상호작용

응급상황에서는 없다.

병원전 고려할 사항

- 건조분말을 섞어 용액을 만든 후에 즉시 사용해야 한다.
- 글루카곤은 생리식염수나 pH 3-9.5 사이의 용액에서는 침전물을 생성한다. 한 주사기 안에 다른 어떤 약물과도 혼합하지 않도록 한다.
- 저혈당성 혼수 환자들은 글루카곤 주사 후 5-20분 뒤에 의식을 회복하게 된다. 환자가 의식을 되찾고 난 뒤, 입안을 통해 탄수화물을 공급해주어야 한다.
- 저혈당성 반응으로부터 회복되고 난 뒤에도 두통, 구역, 무력 등은 지속될 수 있다.
- 대부분의 응급의료시설은 심각한 β 차단제 과용에 대처할 만한 충분한 글루카곤을 확보하고 있지 않다. 필요한 경우 감독관의 지시하에 적당한 양의 약물도구를 구비하는 것이 필요할 수도 있다.

Haloperidol (할로페리돌)

분류 항정신병 약물

상품명 할로페리돌(Halopperidol™), 페리돌(Peridol™), 할돌데카노아스(Haldol Decanosas™)

치료효과 및 약력학 할로페리돌은 phenothiazine과 유사하게 강력하고 길게 작용하는 항정신병 약물이지만 더 높은 확률로 추체외로증후군이 나타나며, 저혈압은 덜 나타나고, 낮은 진정 작용을 가지고 있다. 이 약의 정확한 기전은 불확실하지만 이 약은 감정과 행동에 관련된 도파민 수용체를 막는 것으로 알려져 있다. 이 약은 강력한 항구토효과와 체온조절 중추를 손상시킨다. 이것은 또 약간의 콜린억제효과와 일시적인 기립성저혈압을 유발할 수 있다.

응급 사용 급성 정신병증상을 관리하기 위해 사용한다.

성인 용량: 2-5mg을 근육주사

소아 용량: 0.05-0.15mg/kg/day 경구로 2-3회 나누어 투약

약동학

흡수: 30-45min, 최대효과는 10-20분에 반감기는 3-35시간이다.

분포: 주로 간에 분포하게 되고 뇌, 폐, 콩팥, 지라, 심장 등에는 낮은 농도로 분포하게 된다.

배설: 5일 안에 40%가 소변, 15%는 변으로 배설된다.

금기 및 주의사항

할로페리돌은 파킨슨병, 발작 질환, 혼수, 알코올중독, 심각한 정신적 우울증, 중추신경 우울증, 갑상샘중독증 등에서 사용이 금기된다. 임신부의 사용과 3살 이하의 어린이에서의 안전한 사용은 아직 완전히 정립되지 않았다. 또 다른 진정제가 사용이 되고 있다면 같이 사용해서는 안 된다. 노인환자나 소변 저류, 백내장, 심한 심혈관 질환을 가진 환자, 항경련제, 항응고제, 리튬치료를 받고 있는 환자에서는 주의해서 사용해야 한다.

부작용

- 중추신경계: 추체외로 반응: 파킨슨 증후군, 운동 실조, 자발성 안면 마비; 불면증, 불안, 행복감, 흥분, 정신 우울증, 기면, 피로, 쇠약, 진전, 두통, 혼란, 고체온증, 발작
- 심혈관계: 빈맥, ECG변화, 저혈압, 고혈압(고용량 사용 시)
- 내분비: 월경 불순, 유즙분비, 여성형 유방, 발기부전, 성욕 증가, 저나트륨혈증, 고혈당증, 저혈당증
- 눈: 시야 흐림
- 혈액학: 백혈구 감소증
- 소화기: 입안건조, 식욕감소, 구역질, 구토, 변비, 설사, 침 과다분비
- 비뇨기: 소변 저류, 지속 발기
- 호흡기: 후두경련, 기관지 수축, 기관지폐렴, 호흡부전
- 피부: 발한, 발진, 광과민증
- 기타: 담즙 울체성 황달, 간기능검사 변화, 콜레스테롤 감소

상호작용

중추신경억제제, 아편계, 알코올은 중추신경억제작용을 증가시킨다. 할로페리돌은 항응고제의 작용을 길항한다. 항콜린제는 안구내압을 증가시킨다. 메틸도파는 치매를 촉진시킨다.

병원전 고려할 사항

- 할로페리돌은 반드시 큰 근육에 주사로 투여해야 한다. 한 주사부위에 3㎖가 넘지 않도록 한다.

- 주사 후 1시간 동안은 환자를 누워 있게 하고 기립성저혈압을 평가한다.

Heparin (헤파린)

분류 항응고제

상품명 헤파린(Heparin™), 파인(Pain™)

치료효과 및 약력학 헤파린은 효과가 빠른 항응고제이다. 헤파린은 정상 혈액 응고에 필요한 여러 가지 요소들에 안티트롬빈 Ⅲ를 억제하여 프로트롬빈을 트롬빈이나 피브리노겐이 피브린으로 변하는 것을 직접적으로 막는다. 헤파린은 이미 형성되어 있는 혈전을 용해시키지는 못하지만 혈전의 확장과 진행을 방지한다. 또 새로운 혈전 형성도 억제한다.

응급 사용 급성 심근경색에서 혈전의 형성을 막기 위해 사용한다.

성인 용량: 500U 정맥주사, 그 후 20,000-40,000U 정맥주사 24시간 이상

약동학

흡수: 즉시 효과, 수 분 내 최고치 도달, 지속시간: 2-6시간, 반감기 90분

분포: 태반을 통과하지 않으며 모유에 포함되지 않는다.

대사: 간에서 대사된다.

배설: 소변으로 천천히 배설된다.

금기 및 주의사항

헤파린은 과민반응이 있었던 환자나 출혈이 일어나고 있는 환자 그리고 출혈 성향이 강한 환자(혈우병, 자반, thrombocytopenia)에서 금기시된다. 알코올중독이나 아토피나 알레르기 과거력을 가진 경우(천식, 두드러기, 건초열, 습진), 월경 중, 임신 중(특히 제 3기), 출산 직후, 카테터를 가지고 있는 경우, 노인환자, 뇌색전의 경우에 주의하여 사용해야 한다.

부작용

- 중추신경계: 손발 저림, 두통
- 심혈관계: 자발적 출혈, 청색증, 혈관 수축으로 인한 팔과 다리에 통증, 고혈압, 흉통
- 호흡기: 비충혈, 기관지 수축
- 피부: 주사부위 반응(통증, 가려움, 반상 출혈, 두드러기, 피부발진, 작열감)

상호작용

아스피린과 다른 비스테로이드성 소염진통제 등은 출혈 위험을 증가시킨다. 니트로글리세린 정맥주사는 항응고제의 효과를 줄일 수 있다. 프로타민도 헤파린 효과를 길항한다.

병원전 고려할 사항

- 헤파린의 단일 투여량(성인 5000U, 소아 50U/kg)은 60초 정도 희

석되지 않은 채로 주어질 수 있다.

- 정맥주사 시 헤파린은 생리식염수나 5% 포도당 용액에 첨가되어야 한다. 헤파린이 혼합 용액에 첨가가 되면 잘 흔들어 사용한다.
- 지속적인 정맥주사 주입은 pump를 필요로 한다.
- 헤파린에 대한 환자들의 반응은 다양하다. 여성에게서 출혈 경향이 높고 60세 이상의 모든 환자와 간이나 콩팥질환이 있는 환자에게서도 출혈 위험이 높다.
- 항상 활력징후를 체크하여야 한다(혈압, 체온, 맥박).

Hydralazine (히드랄라진)

분류 항고혈압제

상품명 히드랄라진(Hydralazine™)

치료효과 및 약력학 hydralalzine은 직접적으로 혈관을 이완시켜서 혈압을 낮추는 효과가 있다. 정맥-용량 혈관에는 효과가 적다. 이완기 반응이 수축기 반응보다 더 크다. 혈관 이완은 전부하를 감소시키고 심박출량과 콩팥, 뇌 혈류를 증가시킨다. 이것의 고혈압 효과는 심박수 증가나 1회 박출량 증가 등의 교감신경 반사로 제한이 된다. 자세에 따른 저혈압 효과는 니트로푸로시드에 의한 것보다 약하다고 보고되고 있다.

응급 사용 고혈압 환자와 자간 전증에서 혈압을 감소시키기 위해 사용한다.

성인 용량: 20-40mg을 정맥주사/근육주사로 4-6시간에 반복 투여할 수 있다.

소아 용량: 0.1-0.5mg/kg/day을 정맥주사/근육주사

약동학

흡수: 정맥주사는 5-15분에 효과가 나타나고 근육주사는 20-40분에 효과 나타난다. 근육주사의 최대효과는 80분 안에 나타난다. 2-6시간 지속되고 반감기는 2-8시간이다.

분포: 태반을 통과하고 모유에 포함이 된다.

대사: 장벽과 간에서 대사가 된다.

배설: 90%는 소변으로 빠르게 배설되고 10%는 대변으로 배설된다.

금기 및 주의사항

히드랄라진은 약에 과만반응을 가진 경우, 심근경색, 빈맥, SLE (Systemic lupus erythematosus; 전신성홍반성루푸스), 관상동맥 질환 환자에게서 금기이다. 임신 시의 안전한 사용은 아직 확실하지 않다. 심혈관 질환이나 콩팥 손상환자, 모노아민 산화효소 반응 억제제를 사용하고 있는 환자에게서는 조심하여 사용해야 한다.

부작용

- 중추신경계: 두통, 어지러움, 진전
- 심혈관계: 두근거림, 협심증, 빠른맥, 땀, 부정맥, 쇼크

- 눈: 눈물, 결막염
- 위장관계: 식욕부진, 울렁거림, 구토, 설사, 변비, 복통, 장 마비
- 비뇨생식기계: 배뇨 곤란, 사구체신염
- 혈액학: 혈구비(Hct) 감소, 헤모글로빈 감소, 빈혈
- 과민성: 발진, 두드러기, 소양감, 발열, 오한, 간염, 폐쇄성 황달, 관절통
- 그 외: 코울혈, 근 위축, 부종

상호작용

β차단제와 다른 항 고혈압 제제와 상호작용이 있다.

병원전 고려할 사항

- 희석되지 않은 용액을 직접 정맥주사로 투여한다. 각각 10mg씩 투여하거나 1분 지난 뒤 나눠서 투여한다. hydralazine을 정맥주사용 용액에 첨가하면 안 된다.
- 혈압의 갑작스런 상승이나 급성 심장기능상실을 막기 위해서 갑자기 끊지 말고 천천히 해야 한다. 갑작스런 중지가 위험할 수 있다는 것을 환자에게 설명해야 한다.
- 15-30℃의 온도에서 단단하고 빛이 통하지 않는 용기에 보관해야 하고 어는 것을 주의해야 한다.
- 혈압과 심박수를 주의 깊게 관찰하며 혈압이 목표치에 도달하지 않았을 때는 5분마다 활력징후를 측정하고 혈압이 목표치에 도달하고 난 다음에는 15분마다 측정해야 한다.

Hydrocortisone (히드로코르티손)

분류 스테로이드

상품명 히드로코르티손(Hydrocortisone™), 솔루코테프(Solu-cortef™), 코티소루(Cortisolu™), 코티캡(Corticap™)

치료효과 및 약력학 히드로코르티손은 빠르게 작용하는 인공 스테로이드로 미네랄로코르티코이드와 당질코르티코이드가 합해져 있어 거의 모든 신체에 작용하게 된다. 비만세포에서 히스타민의 합성과 저장, 방출을 방해하여 알레르기 반응을 감소시킨다. 또 순환하는 카테콜아민에 대한 반응도 증가시킨다.

응급 사용 심한 아나필락시스나 천식, COPD나 두드러기 등을 치료할 때 쓰인다.

성인 용량: 40–250mg을 정맥주사/근육주사

소아 용량: 4–8mg/kg/정맥주사/근육주사

약동학

흡수: 효과는 즉각적이고 최고효과는 4–8시간이다. 1–1.5일 동안 지속되고 반감기는 90분

분포: 주로 근육, 간, 피부, 장, 콩팥 등에 분포하고 태반을 통과한다.

대사: 간에서 된다.

배설: 소변으로 배설되고 모유로 나온다.

금기 및 주의사항

히드로코르티손은 이 약물에 과민반응을 가진 환자는 금기이다. 아나

필락시스를 치료할 때 절대적인 금기는 없다. 병원전 단계에서 오직 일회 정맥내 전량투여만 해야 한다. 장기간의 스테로이드 치료는 위장관계 출혈, 상처회복지연, 부신피질 스테로이드억제 등의 부작용을 가진다.

부작용

- 중추신경계: 현훈, 두통, 안구진탕, 운동실조, 두개내압 증가, 정신이상, 불면증
- 심혈관계: 실신, 색전증, 두근거림, 빠른맥, 괴사성 혈관염증
- 내분비: 혈당 내성 감소, 고혈당증, 당뇨병 발현, 무월경을 비롯한 다른 월경 합병증
- 눈: 백내장, 녹내장, 안구돌출증, 안구내압 증가로 인한 시신경 손상, 시야 흐림
- 전해질: 저칼슘혈증, 나트륨 저류, 저칼륨증, 저칼륨증 알칼리증, 고혈압
- 소화기계: 오심, 식욕증가, 식도염, 이자염, 복부 불편감, 소화성궤양, 출혈, 흑색변
- 혈액학적: 혈소판감소증
- 근골격계(장기간 사용 시): 골다공증, 압박 골절, 근 위축, 힘줄파열
- 피부: 피부 얇아짐, 위축, 여드름, 상처회복 지연, 점상출혈, 가려움증
- 다른 부작용: 과과민성, 감염 유발, 불쾌감, 체중 증가, 비만, 혈중

비타민 A/C 감소, 빈뇨, 급박뇨, 야뇨증
- 과다사용: 불안, 혼미, 우울, 고혈당증, 저칼륨증, 고나트륨증, 적혈구증가증, 고혈압, 부종, 반상출혈
- 비경구투여 시: 정맥주사부위: 통증, 자극, 괴사, 위축, 무균성 농양

상호작용

바비튜레이트계, 페니토인, 리팜핀은 간의 대사를 증가시켜서 코르티손의 수치를 감소시킨다. 에스트로겐은 히드로코르티손의 효과를 시작시킨다. 비스테로이드성 소염진통제 혼합물은 궤양이 생길 수 있다. 이뇨제나 암포테리신 B는 심한 쇠약감을 발생시킬 수 있으며 또한 백신이나 독소에 대한 면역작용이 약해질 수 있다.

병원전 고려할 사항

- 근육주사는 둔근 내에 깊이 투여해야 한다.
- 정맥주사는 희석하지 않거나 생리식염수, 5% 포도당 용액에 섞어서 주사한다. 25mg 단위로 주사하거나 1분 후 나누어서 주사한다.
- 소아나 영아에게 주사할 때는 농도나 투여속도를 정확히 해야 한다.
- 주사하기 위해 섞은 용액은 24시간 안에 투여를 해야 한다.
- 노약자와 혈중 알부민이 낮은 환자들은 특별히 부작용이 올 확률이 더 높다.

Hydroxyzine (하이드록시진)

분류 항히스타민제

상품명 아디팜(Adipam™), 유시락스(Ucerax™)

치료효과 및 약력학 하이드록시진은 항히스타민제로 중추신경 억제, 진정, 항콜린작용, 항구토, 기관지 확장 등의 치료효과를 가진다. 이것의 효과는 시상하부와 뇌간을 망상구조를 형성하여 이루어진다. 마취제와 더불어 응급상황에서 많이 쓰인다.

응급 사용 급성 불안, 공격적인 상황을 다루기 위해 사용한다.

성인 용량: 50-100mg 심부근육주사

소아 용량: 1mg/kg 근육주사

오심과 구토를 조절하기 위한 경우

성인 용량: 25-50mg 심부근육주사

소아 용량: 1mg/kg 심부근육주사

약동학

흡수: 15-30분에 처음 나타나고 4-6시간 지속된다.

분포: 태반을 통과하나 모유에 포함 여부는 알려지지 않았다.

대사: 간에서 대사된다.

배설: 쓸개즙으로 될 것으로 예상된다.

금기 및 주의사항

하이드록시진은 이 약물에 과민한 환자에게서 금기시된다. 산모에게 안전한 사용은 아직 확립되지 않았다. 고령에서 주의 깊게 사용해야 한다.

부작용

- 중추신경계: 졸림, 진정, 어지러움, 두통
- 심혈관계: 가슴 조임감, 저혈압
- 호흡기: 호흡곤란, 천명
- 피부: 주사부위 반응, 두드러기
- 그 외: 입안건조, 비수의성 운동, 다형홍반, 혈전증, 정맥염, 괴저

상호작용

알코올과 중추신경 억제제는 중추신경 억제를 더욱 가중시킨다. 삼환계항우울제(TCA)와 다른 항콜린제제는 항콜린 효과를 가중시킨다.

병원전 고려할 사항

- 근육주사는 반드시 큰 근육의 심부에 이루어져야 한다. 피하주사의 침윤물을 막기 위해서 주사의 Z-track 술기가 필요하다.
- 추천 주사부위: 성인에서는 큰볼기 근피판 혹은 가쪽넓은근, 소아에서는 가쪽넓은근
- 빛을 차단하고 15-30℃에서 보관하여야 한다.
- 졸림과 어지러움의 가능성에 대해서 먼저 경고를 해야 하고 약에 대한 반응이 확실히 알려지기 전까지 위험한 행동은 하지 않아야 한다.
- 알코올과 같이 섭취해서는 안 된다.
- 하이드록시진은 절대로 정맥으로 투여하면 안 된다.

Ibuprofen (이부프로펜)

분류 비스테로이드성 소염진통제(NSAIDs)

상품명 나르펜(Narfen™), 부루펜(Brufen™), 이부프로펜(Ibuprofen™)

치료효과 및 약력학 이부프로펜은 비스테로이드성 소염진통제 형태로 써 열을 막고 진통효과가 있는 약물이다. 이것은 프로스타글란딘 합성을 막고 혈소판 응집을 막아 출혈시간을 길게 하지만 프로트롬빈이나 전체 혈액 응고 시간에는 영향을 끼치지 않는다. 아스피린과 다른 비스테로이드성 소염진통제와의 교차 민감도는 많이 보고되어 있다.

응급 사용 열을 내리기 위해서, 경도 중등도의 통증을 경감시키기 위하여 사용한다.

성인 용량: 200-400mg 입안으로 투여하고 4-6시간마다 최대 1200 mg/day까지 투여 가능하다.

소아 용량: 5-10mg/kg 입안으로 투여하고 4-6시간마다 최대 40mg/kg/day까지 투여 가능

약동학

흡수: 80%가 위장관에서 흡수되고 1시간 후 효과가 나타난다.

해열효과: 최고효과는 1-2시간 후 나타나고 6-8시간 지속되며 반감기는 2-4시간이다.

대사: 간에서 된다.

배설: 거의 소변으로 배설되고 일부는 담도계로 배설된다.

금기 및 주의사항

이부프로펜은 두드러기나 심한 비염, 기관지 수축, 혈관부종, 코용종, 소화기 궤양, 출혈 이상이 있는 환자에게서 금기시된다. 고혈압이나 소화기 궤양, 간이나 콩팥기능 이상이 있는 환자에서는 조심하여 사용하여야 한다.

부작용

- 중추신경계: 두통, 어지러움, 불안, 감정 동요, 피로, 불쾌감, 졸림, 혼란, 위축
- 심혈관계: 고혈압, 두근거림, 울혈성심장기능상실, 말초 부종
- 눈/귀: 시야 흐림, 색각변화, 안구 진탕, 청각 결손
- 위장관계: 입안건조, 잇몸 궤양, 소화불량, 작열감, 오심, 구토, 식욕부진, 설사, 변비, 복부 불편감, 궤양
- 혈액학: 출혈시간 증가
- 콩팥: 급성콩팥기능상실, 다뇨, 질소혈증, 방광염, 혈뇨, 콩팥독성, 크레아틴 청소율 감소
- 피부: 피부 발진, 홍반, 소양감, 여드름
- 그 외: 체액 저류, 부종, 독성 간염, 과민 반응, 아나필락시스, 기관지수축

상호작용

항응고제와 사용하면 출혈 시간을 길게 할 수 있고, 리튬과 methotrexate의 독성을 증가시킬 수 있다.

병원전 고려할 사항

- 공복에 주어야 한다. 식사 1시간 전이나 2시간 후에 준다.
- 위장관계 내성이 생기면 음식이나 우유와 함께 먹을 수 있다.
- 환자가 삼킬 수 없는 경우에는 부셔서 섞어 먹을 수 있다.
- 대상부전의 병력을 가지고 있는 환자는 부종이나 체액 저류 여부를 면밀히 관찰하여야 한다.
- 위장관계 통증이나 출혈 소견을 잘 관찰해야 한다.
- 소아에서의 급성 독성의 증상은 무호흡, 청색증, 무반응, 졸림, 안구 진탕이 있다.

Ibutilide (이부틸라이드)

분류 항부정맥제

상품명 Corvert

치료효과 및 약력학 이부틸라이드는 빠르게 작용하는 class Ⅲ 항부정맥제이다. 이것은 심장활동전압을 증가시켜서 심방과 심실의 휴지기를 증가시킨다. 이부틸라이드는 약물로 인해 심방 조동이나 심방세동이 나타났을 경우에 사용이 추천된다. 이 약물의 짧은 작용 기간은 다른 항부정맥 약물에 비해 정상 리듬을 유지시키는 데는 덜 효과적이다.

응급 사용 심방세동이나 조동을 빠른 기간 내에 정상화 시키는 데 이용된다.

성인 용량: 60kg 이상인 사람에게서 10분 동안 1mg, 덜 나가는 사람은 0.01mg/kg 정맥주사로 투여한다. 반응이 부적절하다면 10분 내에 반복 투여할 수도 있다.

약동학

흡수: 30분 내에 효과가 나타나고 반감기는 6시간이다.

대사: 간에서 대사된다.

배설: 82%가 소변으로 배설되고 19%는 대변으로 배설된다.

금기 및 주의사항

이부틸라이드에 과민 반응을 보이는 환자에서 금기시되고 저칼륨혈증, 저마그네슘혈증 환자에서도 금기이다. 울혈성심장기능상실, 낮은 박출량, 최근의 심근경색, QT 간격 증가, 간질환, 심혈관 질환 등에서 주의하여 사용해야 한다. 18세 이하의 소아에서 안전한 사용은 아직 확립되지 않았다.

부작용

- 중추신경계: 두통
- 심혈관계: 부정맥 유발효과, 토르사아드 드 뽀앙트(torsade de pointes), 방실차단, 각차단, 저혈압, 기립성저혈압, 느린맥, 빠른맥, 두근거림, QT 간격 증가
- 위장관계: 오심

상호작용

astemizole, phenothiazines, 삼환계항우울제, terfenadine과 사용

할 경우 부정맥 유발효과가 증가될 수 있다. 이부틸라이드 투여 4시간 이내에 amiodarone, disopyramide, quinidine, procainamide, sotalol 등을 투여하면 불응성이 증가할 수 있다.

병원전 고려할 사항

- 정맥주사: 1mg의 바이알은 섞지 않고 투여하거나 생리식염수나 5% 포도당 용액에 0.017mg/㎖의 농도로 섞어서 투여할 수 있다.
- 심실성빠른맥이 나타나거나 부정맥 종료, 또는 QT 간격 증가가 확인되면 투여를 중지해야 한다.
- class Ⅰa와 다른 class Ⅲ의 항부정맥 약들은 Ibutilide 투여 4시간 이내에 투여해서는 안 된다.
- 투여 후 4-6시간 동안이나 QTc가 정상으로 돌아올 때까지 심전도, 혈압, 심장박동수를 지속적으로 관찰해야 한다.
- 정상적으로는 투여 30분 이내에 정상으로 돌아온다.

Inamrinone (인암리논, Amrinone)

분류 혈관 확장제

상품명 Inocor

치료효과 및 약력학 혈관확장 및 수축효과를 가지고 있는 약물이다. 작용은 digitalis glycoside와 β 아드레날린 흥분제의 작용과 다르다고 한다. 심근의 기능이 떨어진 환자에서 심근 수축력을 강화하고 심박출량, 1회 박출량을 증가시키고 심실 충만압, 폐모세혈관쐐기압(PCWP), 전신 혈관저항을 감소시킨다. 이것은 혈관의 민무늬근에 직접적으로 작용하여 전부하와 후부하를 감소시킨다. Inamrinone은 심장기능상실 환자에서 혈역학적 증진과 증상 안정을 가져온다.

응급 사용 digitalis나 이뇨제 등의 전통적인 방식으로 조절이 되지 않는 울혈성심장기능상실 환자의 급성 관리에 사용된다.

성인 용량: 부하용량은 0.75mg/kg을 정맥주사를 통해 2-3분 동안, 유지용량은 5-10mcg/kg/min

소아 용량: 성인 용량과 같다.

약동학

흡수: 효과는 투여 후 2-5분 내에 나타나고 최고 효과는 10분에 일어난다. 2시간 지속되고 반감기는 3.6-7.5시간

분포: 태반통과나 모유로 나오는지 여부는 아직 알려져 있지 않다.

대사: 간에서 대사된다.

배설: 소변으로 배설된다.

금기 및 주의사항

Inamrinone에 과민한 환자, 대동맥 및 폐동맥 판막 질환 환자, 급성 심근경색, 교정되지 않는 저칼륨증, 탈수 등에서 금기시된다. 임신 중이나 모유수유 중의 안전한 사용은 아직 확립되지 않았다. 콩팥이나 간 기능에 이상이 있는 환자, 부정맥, 비대성 대동맥밑협착, 혈소판 감소 등에서 주의 깊게 사용해야 한다. 심방세동이나 조동이 있는 환

자에서는 강심성 배당체 치료와 함께하는 것이 추천된다.

부작용

- 일반적인: 과민성(심장막염, 가슴막염, 심근염, 혈관염, 저산소혈증, 복수, 황달)
- 심혈관계: 저혈압, 부정맥
- 내분비계: 신성 요붕증
- 위장관계: 오심, 구토, 식욕 부진, 간독성
- 혈액학: 무증상의 혈소판감소증

상호작용

disopyramide와 같이 사용 시 심한 저혈압이 발생할 수 있다.

병원전 고려할 사항

- 치료효과를 관찰한다(증가된 심박출량, 감소된 폐모세혈관 쐐기압, 증상의 감소) 중심정맥압은 저혈압과 혈액량을 평가하는 데 사용될 수 있다.
- 혈압과 심박수와 호흡수를 계속 관찰해야 한다. 임상적 반응과 부작용에 따라 투여 빈도를 조절해야 한다. 일반적으로 혈압이 갑자기 떨어지거나 부정맥이 오면 투여 빈도를 줄이거나 중지해야 한다.
- 분출을 방지하기 위해서 항상 주사부위를 관찰해야 한다.
- 아황산염을 포함하고 있어 정맥주사는 알레르기 반응을 유발할 수 있다. 과민반응이 나타나면 즉각 투여를 중지해야 한다.

• 규칙적으로 투여하기 위해 주입펌프를 사용한다.

Insulin (인슐린)

분류 호르몬

상품명 노보래피드(Novorephid™), 노보렛(Novolet™), 노보린(Novolin™), 노보믹스(Novomix™), 란투스(Lantus™), 믹스타드(Mixtard™), 비오휼린(Viohulin™), 애피드라(Apidra™), 인슈라타드(Insulatard™), 휴마로그(Humalog™), 휴물린(Humulin™)

치료효과 및 약력학 Insulin은 이자의 랑게르한스섬 β 세포에서 분비되는 단백질이다. Insulin은 세포에서 당의 이용을 촉진시킨다. 투여되면 온몸으로 퍼지게 된다. 세포 표면에 있는 인슐린 수용체에 결합하게 된다. 포도당의 세포내 투입을 촉진시킨다. 당뇨병 환자에서 인슐린 분비가 줄어들면 반드시 주사로 보충을 해주어야 한다. 고전적인 인슐린은 동물로부터 얻었다(소와 돼지). 그러나 동물의 인슐린은 사람의 것과 일치하지 않았다. 그 이유로 많은 환자들이 동물 인슐린에 대한 항체를 만들어냈고 점점 그 효과는 떨어졌다. 사람의 인슐린은 유전적 기술의 발달로 가능하게 되었다. 유전자 재조합에 의한 인슐린은 화학적으로 사람의 이자에서 만들어진 것과 동일하였다. 환자들은 동물의 인슐린과는 다르게 사람의 인슐린에는 항체를 만들지 않았다.

응급 사용 고혈당증과 당뇨성 혼수를 막기 위해 사용한다.

성인 용량: 5-10U 정맥/근육/피하주사 유지용량은 혈당수준에 따라 달라진다.
소아 용량: 2-4 U 정맥/근육/피하주사 역시 혈당 수준에 따라 달라질 수 있다.

약동학

흡수: 근육이나 피하의 주사부위로부터 신속히 흡수된다. 효과는 0.5-1시간 내에 나타나고 최고치는 2-3시간에 나타난다. 기간은 5-7시간, 반감기는 13시간이다.
분포: 세포외막을 통과한다.
대사: 주로 간에서 대사되고 일부는 콩팥에서 대사된다.
배설: 2%보다 적은 양이 소변으로 배설된다.

금기 및 주의사항

병원전 단계에서는 좀처럼 투여하지 않는다. 저혈당이나 인슐린에 과민한 환자에서 금기시된다. 임신 시 주의하여 사용할 수 있다.

부작용

- 과민성반응은 주로 최고치에 도달했을 때 일어나며, 주사부위의 알레르기 반응, 두드러기, 물집, 림프선병변, 아나필락시스가 나타난다.
- 저혈당증, 땀, 공복, 두통, 오심, 진전, 두근거림, 빠른맥, 쇠약감, 피로, 안구진탕, 입과 혀의 저림, 마비, 시야 장애(복시, 시야 흐림), 혼란, 성격변화, 운동장애, 발음장애, 짜증, 집중 못함, 의식소실, 섬망, 저체온증, 바빈스키 반사가 나타난다.

상호작용

알코올, 단백동화스테로이드, 모노아민산화효소억제제(MAOI), guanethidine, 살리실산은 저혈당 효과를 유발할 수 있다. Dextrothyroxine, corticosteroid, epinephrine은 저혈당 증상을 길항할 수 있다. Furosemide, thiazide 이뇨제는 혈당치를 증가시킬 수 있다. propranolol과 다른 β 차단제들은 저혈당 증상을 감출 수 있다.

병원전 고려할 사항

–피하투여

- insulin syringe에 사용해야 한다.
- Regular insulin은 보통 식사 전 30분에 투여한다.
- 차가운 인슐린 주사를 피해야 한다. 지방이상증을 유발할 수 있고, 흡수율을 떨어뜨린다.
- 주된 주사부위는 위팔, 허벅지, 복부이다.

–정맥투여

- Regular insulin은 직접 정맥으로 섞지 말고 투여한다. 10U을 주사하거나 1분 동안 나눠서 주사한다. 만약 연속적으로 투여한다면 그 비율은 의사가 계산해야 한다.
- 인슐린은 적당한 온도에서 보관할 때 1개월 정도 유지되며 직사광선에 노출되지 않도록 하고, 냉장 보관은 하되 얼지 않도록 주의한다.
- 사용하는 인슐린의 타입과 환자의 건강상태에 따라 혈당량 체크 주기를 조절해야 한다.

- 인슐린의 활동치가 최대일 때 저혈당을 체크한다. 저혈당의 발현은 빠르고 갑작스러울 수 있다.
- 케톤산증을 인슐린으로 치료할 때 혈압과 혈당량을 자주 체크해야 한다.

Ipecac Syrup (이페칵 시럽, 토근시럽)

분류 구토제(Emetic)

상품명 Syrup of Ipecac

치료효과 및 약력학 Ipecac Syrup은 효과적인 구토약이고 독극물에 중독되어 구토가 필요로 할 때 사용된다. 이것은 점막에 자극을 가하고 속질에 있는 구토유발 중추에도 자극을 가해 구토를 유발한다.

응급 사용: 흡수되지 않은 독극물을 토해내게 할 때 사용한다.

성인 용량: 입안으로 30mℓ의 시럽을 먹인 후 1-2잔의 물을 마시게 한다. 필요하다면 20분 안에 반복 투여한다.

소아 용량: 입안으로 15mℓ의 시럽을 먹인 후 1-2잔의 물을 마시게 한다.

약동학

흡수: 효과는 15-30분에 나타나고 지속시간은 25분이다.

배설: 초과 용량 사용 후 60일쯤 뒤에 소변에서 대사물로 검출된다.

금기 및 주의사항

정신상태가 변화되거나 구토반사가 감소된 경우 흡인의 위험 때문에 금기시된다. 부식성 물질이나 강산, 강염기, 중추신경 억제제 등을 먹었을 때도 금기시된다. 먹은 약물이 항구토제인 경우에도 금기된다. 토할 때 흡인의 위험 때문에 charcoal을 사용하는 것이 더 좋다.

부작용

- 중추신경계: 경련, 혼수, 감각이상
- 심혈관계: 심근병증, 심장독성, 심방세동, 빠른맥, 가슴통증, 저혈압, 심근염
- 호흡기: 무호흡
- 위장관계: 설사, 구토, 위장관염, 혈변, 진전

상호작용

charcoal과 함께 사용하면 Ipecac Syrup의 효과가 없어질 수 있다.

병원전 고려할 사항

- 구토효과는 시럽 투여 후 15-30분에 일어나고 20-25분 동안 지속된다. 20-30분 내에 구토가 일어나지 않는다면 반복 투여할 수 있다.
- 두 번째 투여 후 15-20분에 구토가 일어나지 않는다면 지도의사와 상담을 해야 한다. 필요하다면 위세척이나 charcoal을 사용하여야 한다.
- 위험성이 있기 때문에 병원전단계의 사용은 매우 제한된다.

Ipratropium (이프라트로피움)

분류 부교감신경계 기관지 확장제

상품명 아벤트로(Aventro™), 아트로벤트(Atrovent™)

치료효과 및 약력학 이프라트로피움은 항콜린제제이고 화학적으로 아트로핀과 연관이 있다. 분무형태로 투여하면 기관지의 민무늬근에 작용하여 수용체에서 아세틸콜린을 차단한다. 부교감신경 작용을 차단하여 기관지의 민무늬근을 이완시키고 분비를 감소시킨다. 또한 담배연기나 먼지 등의 여러 자극제로 인한 기관지 수축 반사를 억제한다.

응급 사용 기관지경련, 폐쇄성 기도질환(천식, 기관지염, 공기증(폐기종)), 급성발작 기관지연축을 해결하기 위해서 사용한다.

성인 용량: 분무기를 통해서 500mcg나 2.5-3mℓ 혹은 일정용량흡인기로 2회 흡입을 한다.

소아 용량: 분무기를 통해서 125-250mcg나 2.5-3mℓ 혹은 일정용량흡인기로 1-2 흡입을 한다.

약동학

흡수: 흡입량의 10%가 하부기도에 도달한다. 0.5%가 몸 전체에 흡수되고, 최고효과는 1.5-2시간에 나타나며 4-6시간 지속, 반감기는 1.5-2시간.

배설: 48%는 변으로 배설되고 5% 이하는 소변을 배설된다.

금기 및 주의사항

이프라트로피움은 아트로핀이나 그 유사약물에 알레르기가 있는 환자에게 금기이다. 기관지 수축의 첫 번째 치료제로 사용해서는 안 된다. 산모에게 주의하여 사용하여야 한다.

부작용

- 눈: 시야 흐림(눈에 뿌렸을 때), 조절곤란, 급성 눈 통증, 녹내장
- 위장관계: 쓴맛, 입인두 건조
- 고용량: 오심, 변비
- 호흡기: 기침, 목소리 변성, 증상 악화, 기관지 분비 건조, 궤양, 코피, 점막 건조
- 그 외: 발진, 요정체, 두통

병원전 고려할 사항

- 호흡 상태를 항상 관찰해야 하며 흡입 전후에 폐 청진을 한다.
- 치료 실패 시에는 항상 의사에게 보고한다.
- 이프라트로피움은 거의 항상 알부테롤과 같은 β-아드레날린 약물과 혼합하여 사용한다.

Isoetharine (아이소에타린)

분류 교감신경 효능제, 기관지 확장제

상품명 Bronkosol

치료효과 및 약력학 아이소에타린는 합성된 교감신경 자극제이고 상대적으로 빠르게 작용하며 오래 지속된다. β-아드레날린 약물의 주된

작용은 ATP로부터 AMP회로의 합성을 하는 adenyl cyclase를 자극하는 것이다. AMP회로는 기관지의 민무늬근의 이완을 돕고 기관지 저항을 감소시키고 점액배설을 촉진시킨다. β_1이나 α 수용체에서는 약간의 작용을 한다. 아이소에타린의 치료 용량에서 비만세포로부터 히스타민 분비를 억제하고 알레르기 반응으로 생기는 점액 분비를 감소시키고 모세혈관 유출 등을 감소시킨다.

응급 사용 기관지경련, 폐쇄성 기도질환(천식, 기관지염, 공기증(폐기종)), 급성발작 기관지연축을 해결하기 위해서 사용한다.

성인 용량: 일정용량흡입기로 1-2번 흡입, 흡인기를 통해서 1% 용액 0.5mℓ를 생리식염수 2-3mℓ에서 희석하거나, 0.5mℓ를 생리식염수 2-3mℓ에 섞어 BVM를 통해서 투여한다.

소아 용량: 1% 용액 0.01mℓ/kg을 2-3mℓ의 식염수에 섞어서 사용한다.

약동학

흡수: 발현은 즉각적이다. 최고 효과는 5-15분에 나타나고 1-4시간 지속된다.

대사: 폐, 간, 소화기에서 대사된다.

배설: 콩팥에서 배설된다.

금기 및 주의사항

아이소에타린은 교감신경자극제와 중환산염에 예민한 환자에게서 금기시된다. 또한 빠른맥과 관련된 부정맥 환자들에게서도 금기된다. 노인이나 고혈압, 급성 관상동맥 질환, 울혈성심장기능상실, 갑상선

항진증, 당뇨병, 결핵 등에서 주의하여 사용해야 한다.

부작용

- 중추신경계: 두통, 불안, 긴장, 불면, 진전, 쇠약, 어지러움, 흥분
- 심혈관계: 빠른맥, 두근거림, 혈압변화, 심정지
- 위장관계: 오심, 구토
- 호흡기계: 기침, 기관지 자극, 부종

상호작용

다른 교감신경계 기관지 확장제나 에피네프린과 사용할 때 추가적인 효과가 있을 수 있다. 모노아민산화효소억제제(MAOI)나 삼환계항우울제(TCA) 약물과 같이 사용하면 혈관계에 작용이 나타날 수 있다. 환자가 β 차단제를 복용하고 있다면 아이소에타린 효과는 길항된다.

병원전 고려할 사항

- 정량의 흡입기를 사용할 때 환자에게 흔들어 사용하도록 지도한다. 코를 통해 가능한 숨을 내쉬고 입을 통해 깊게 들이쉬고 10초 동안 숨을 참게 한다. 10초 정도 지난 후에 두 번째를 시작하는 것이 좋다.
- 호흡 상태를 관찰해야 하며 약의 효과를 판단하기 위해 흡입 전과 후 폐를 청진하고, 흡입 약물의 효과를 결정하기 위하여 기도 내성을 확인한다.
- 심장 상태도 관찰해야 한다. 빠른맥과 저혈압은 보고한다.
- 오랜 기간 사용하면 작용 시간이 짧아질 수 있고, 사용하던 용량에서 반응이 없다면 지도의사에게 알린다.

- 진전이 예상되는 부작용의 하나라고 말한다.
- 아이소에타린흡입은 에피네프린과 알부테롤 투여를 번갈아 사용할 수 있지만, 급한 심박동을 막기 위해서 동시에 투여하면 안 된다.
- 변색된 약은 사용하지 않는다.
- 노인환자에게서 예민한 반응이 생길 수 있다. 심장 상태를 항상 관찰해야 한다.
- 알부테롤 같은 β 효능제를 사용하고 있던 환자에게 아이소에타린 사용을 고려할 수 있다. 속성내성 때문에 환자들은 그들이 사용하던 β 효능제의 효과가 떨어짐을 경험할 수 있고 그럴 때는 아이소에타린의 효과가 좋을 수 있다.

Isoproterenol (이소프로테레놀)

분류 교감신경흥분제

상품명 이수프렐(Isuprel™)

치료효과 및 약력학 이소프로테레놀은 β_1과 β_2아드레날린 효과를 가진 합성된 교감신경 흥분제이다. β_1아드레날린 효과에 심장의 수축력을 높이고 심박출량을 증가시킨다. 수축기 혈압을 약간 상승시키고 이완기 혈압은 약간 하강시킨다. 이소프로테레놀은 말초 혈관저항을 증가시키고 정맥환류를 증가시킨다. β_2자극효과는 기관지 수축을 이완시키고 섬모운동을 증가시켜 기관지 배설을 증가시킨다. 기관과 기관지를 확장시키는 효과도 가지고 있다.

응급 사용 경피적 조율이 유효하지 않을 때, 아트로핀에 반응하지 않을 때, 심박수를 증가시켜서 심박출량을 증가시킬 때 사용한다.

성인 용량: 2-10mcg/min 적정속도

소아 용량: 0.1 mcg/kg/min 적정속도

천식상황에서 기관지를 확장시킬 때 사용한다.

성인 용량: 일정용량 흡입기의 경우 1-2 흡입

소아 용량: 성인과 같다.

약동학

흡수: 한번에 정맥으로 빠르게 흡수되고 즉시 효과가 나타난다.

대사: 간의 카테콜-오- 메틸전이효소(COMT), 폐, 기타 조직에서 대사되고 조직에 흡수되며 작용이 끝난다.

배설: 40-50%는 그대로 소변으로 배설된다.

금기 및 주의사항

전부하 증가와 전체 말초혈관저항감소, 심근 산소 요구량의 증가로 심장성 쇼크 환자에서는 금기가 된다. 빠른맥, digitalis 중독, 급성 심근경색 등에서는 주의 깊게 사용해야 한다.

부작용

중추신경계: 두통, 약한 진전, 긴장, 불안, 불면, 흥분, 피로

심혈관계: 홍조, 두근거림, 빠른맥, 불안정한 혈압, 협심 통증

과용량: 특히 분무제를 과용량 사용한 뒤 빠른맥, 두근거림 긴장, 오심, 구토

상호작용

에피네프린과 다른 교감신경 흥분제들은 isoproterenol의 효과를 증가시키고 심장독성을 증가시킬 수 있다. β 차단제는 이들 약물의 효과를 길항한다.

병원전 고려할 사항

- 정맥주입: 10㎖를 1: 5,000 생리식염수 5% 포도당 500㎖에 희석하여 1: 250,000 생리식염수
- 계속적으로 주입하는 경우 갑작스럽게 많은 약물의 양이 주입되는 것에 대비하여 주입펌프 사용이 추천된다.
- 주입속도는 만약 심박수가 110회를 넘는다면 점점 투여량을 줄여나가거나 간헐적으로 중지해야 한다.
- 정맥주사는 지속적인 심전도 및 환자를 반드시 관찰하고 치료에 대한 반응을 주시해야 한다.
- 기관지 확장효과에 대한 내성과 심장 자극 효과는 사용이 지속되면 상승될 수 있다.
- 기관지 수축은 약물의 효과가 끝나면 다시 나타날 수 있고, 내성이 생겼을 때 계속 사용하면 심각한 부작용이 나타날 수 있다.
- 경피심박조율이 효과적이어서 이소프로테레놀은 현재 작은 역할만 하고 있다.

Ketorolac (케토롤락)

분류 비스테로이드성 소염진통제(NSAIDs)

상품명 케토라신(Ketolacin™), 케토락(Ketorac™), 타라신(Tarasyn™)

치료효과 및 약력학 케토롤락은 주사 가능한 비스테로이드성 소염진통제로써 마취, 항염증, 항열 작용을 가진다. 프로스타글란딘 합성을 억제함으로써 효과를 나타낸다. 아편수용체에 대한 케토롤락의 효과는 알려져 있지 않다. 중추신경계에 작용하는 마취제와는 다르게 케토롤락은 진정효과를 가지고 있지 않고 말초적으로 진통제로 작용한다. 미국에서 상용가능한 주사가능 비스테로이드성 소염진통제로 처음 도입되었다.

응급 사용 경도와 중등도의 통증을 경감시키기 위해 사용한다.

성인 용량: IV loading dose: 30mg(환자가 65세 이상이고 몸무게가 50kg보다 적다면 15mg), IM: 30-60mg loading dose

소아 용량: 소아에서 사용은 드물다.

약동학

흡수: 45-60분에 최대효과, 반감기는 4-6시간

분포: 모유에 포함된다.

대사: 간에서 된다.

배설: 소변으로 나간다.

금기 및 주의사항

케토롤락은 천식과 아스피린, 다른 비스테로이드성 소염진통제에 알레르기 반응이 있는 경우, 금기이다. 소화기 궤양과 콩팥, 간 손상, 노인의 경우 주의하여 사용해야 한다.

부작용

- 중추신경계: 졸림, 어지러움, 두통
- 소화기계: 오심, 소화불량, 통증, 출혈
- 기타: 부종, 발한, 주사부위 통증

상호작용

케토롤락은 리튬의 독성과 농도를 증가시킬 수 있다. 아스피린이나 다른 비스테로이드성 소염진통제와 섞어 사용할 경우에 부작용이 악화될 수 있다. 케토롤락은 furosemide의 이뇨 효과를 줄일 수 있는 것으로 알려져 있다.

병원전 고려할 사항

- 통증 경감을 위해 쓸 때 콩팥에 대한 효과 때문에 노령에서는 용량을 줄여야 한다.
- 근육주사는 큰 근육의 심부에 천천히 이루어져야 한다.
- 주사부위의 통증이 있을 수 있기 때문에 주사부위를 계속해서 바꾸는 게 좋다.
- IV bolus를 15초 이상 준다.
- 케토롤락 주입 전에 먼저 저혈량증이 교정되어야 한다.
- 출혈의 증상과 소견을 관찰해라. 케토롤락은 혈소판의 응집을 막아서 출혈 시간을 길게 한다.

- 소화기 장애나 출혈, 통증, 설사, 흑색변, 토혈 등을 관찰해야 한다. 소화기계 궤양으로 인한 천공은 치료 중에 나타날 수도 있다.
- 대상부전을 가지고 있던 환자는 부종이나 체액저류가 있는지 여부를 면밀히 관찰해야 한다.
- 케토롤락을 IV로 줄 때 항상 30mg을 사용하던지 아니면 적게 주어야 한다. IM 용량은 30-60mg.

Labetalol (라베타롤)

분류 β 차단제

상품명 라베신(Labesin™), 베타신(Betasin™)

치료효과 및 약력학 라베타롤은 선택적으로 α 수용체에 그리고 비선택적으로 β 수용체를 막는 효과를 가진다. 두 가지 작용은 모두 혈압을 줄이게 된다. α 차단은 혈관 확장과 말초저항을 줄이고 심박출량과 관상동맥 혈류에는 작은 효과만을 끼친다. β 차단 효과는 동방, 방실결절과 심근에 작용하여 방실전도를 느리게 하고 느린맥을 만들고 심장 수축력을 감소시킨다.

응급 사용 급성 고혈압을 조절하기 위해 사용한다.

성인 용량: 20mg을 천천히 IV로 10분마다 40-80mg으로 총 300mg이 될 때까지

소아 용량: 소아에서의 안전한 사용은 확립되지 않음

약동학

흡수: 2-5분에 나타나고 최고효과는 5-15분, 기간은 2-4시간, 반감기는 3-8시간

분포: 태반을 통과하고 모유에 포함된다.

배설: 60%는 소변으로 배설되고 40%는 담즙으로 배설

금기 및 주의사항

비선택적 β 차단제이기 때문에 천식을 가지고 있는 환자에게서 금기이다. 또 조절되지 않는 심장기능상실, 심장 차단, 심인성 쇼크, 심한 느린맥에서도 금기이다. 산모와 소아에서의 안전한 사용은 아직 확립되지 않았다. 만성폐쇄성폐질환(COPD), 심장기능상실 병력을 가지고 있는 사람, 크롬친화성세포종, 간기능상실, 황달, 당뇨, 말초혈관질환 환자에서는 주의하여 사용해야 한다.

부작용

- 중추신경계: 어지러움, 피로, 두통, 진전, 간헐적 마비, 저림, 정신착란, 졸림, 수면장애, 악몽
- 심혈관계: 자세성 저혈압, 두근거림, 느린맥, 실신, 말초 부종, 폐부종, 심장기능상실, 손발차가움, 역설적 저혈압
- 소화기계: 오심, 구토, 소화불량, 변비, 설사, 미각 장애, 입안건조
- 눈: 안구 건조, 시야 장애
- 비뇨기계: 급성 소변 저류, 배뇨 장애, 발기 부전, 성욕 감퇴
- 피부: 발진, 땀 분비 증가, 소양감

- 그 외: 비염, 주사부위 통증, 근육 뒤틀림

상호작용

cimetidine이 효과를 증가시킬 수 있다. 또 β 차단제는 라베타롤의 효과를 길항한다. 다른 항고혈압제제는 라베타롤의 효과를 시작시킬 수 있다. 정맥주사 시 칼슘채널차단제와 같이 사용하면 안 된다.

병원전 고려할 사항

- 기립성 저혈압 때문에 labetalol을 투여할 때 환자는 반드시 누운 상태여야 한다.
- 지속적인 정맥 주입: 비율은 혈압의 반응에 따라 정한다. 정상 비율은 2mg/min이다. 한번 원하는 혈압을 달성하면 중지해야 한다.
- 조절 주입 펌프 장비는 정확한 투여율을 필요로 할 때 추천된다.
- 투입하는 동안 혈압과 맥박을 체크해야 한다. 섰을 때 혈압은 종종 용량을 정할 때 척도로 쓰인다. 보통 환자를 세운 후 10분 후에 측정한다.
- V 투여를 한 뒤에 5분 간격으로 30분간 혈압을 측정하고 30분 간격으로 2시간씩 측정을 하고 1시간 간격으로 6시간 동안 측정한다.
- 누운 자세는 적어도 3시간 동안 유지가 되어야 한다. 끝나는 시점에 환자가 자세에 따라 어느 정도 견딜 수 있는지 결정한 뒤 보행을 하게 한다.
- 환자에게 모든 자세 변화를 천천히 하도록 교육해야 한다. 노령 환자는 특별히 민감할 수 있다.

- 라베타롤이 어지러움 등의 증상이 있기 때문에 약에 대한 반응이 완전히 알려지기 전에는 위험한 행동을 삼가게 한다.
- 당뇨환자는 주의 깊게 관찰해야 한다. 라베타롤이 저혈당에서 오는 심혈관 반응을 가릴 수 있다.
- 환자에게 부작용이 일시적이고 경미하고 용량과 상관관계가 있고 치료 초기에 나타날 수 있음을 설명한다.

Levalbuterol (레발부테롤)

분류 교감신경계 기관지 확장제

상품명 Xopenex

치료효과 및 약력학 레발부테롤은 기관지의 평활근에 있는 β_2 수용체에 작용하여 기관지를 확장시킨다. 기도의 저항을 감소시키고 점액 배출을 돕고 폐활량을 증가시킨다.

응급 사용 가역적인 폐쇄 질환에서 기관지 수축을 치료하기 위해 사용한다.

성인 용량: 네뷸라이저로 0.63mcg

소아 용량: 6-11살: 네뷸라이저로 0.31mcg, 11살 이상은 성인 용량을 따름

약동학

흡수: 5-15분에 효과 나타나고 3-6시간 지속 반감기는 3.3시간

금기 및 주의사항

레발부테롤이나 albuterol에 알레르기가 있는 경우, 혈관부종, 임신, 6살 이하 유아에서는 금기이다. 심혈관 질환이 있는 경우, 부정맥, 고혈압, QT 간격 증가, 경련질환, 당뇨, 당뇨성 케톤산증, 노년층, 빠른맥, 갑상선 항진증, 갑상선 중독증 등에서는 주의 깊게 사용할 수 있다.

부작용

- 일반적: 알레르기 반응, 독감, 통증
- 중추신경계: 편두통, 어지러움, 긴장감, 진전, 불안
- 심혈관계: 빠른맥
- 소화기계: 소화불량
- 호흡기계: 기침, 바이러스 감염, 비염, 부비동염, 코선반 부종, 발작성 기관지 수축
- 내분비계: 혈당 증가

상호작용

β 차단제는 레발부테롤의 효과를 길항한다. 모노아민산화효소억제제(MAOI)와 삼환계항우울제(TCA)는 혈관계에 작용하는 레발부테롤의 효과를 강화시킨다. ECG 변화나 저칼륨혈증은 루프나 티아지드이뇨제에 의해서 심해질 수 있다.

병원전 고려할 사항

- 파우치에서 꺼낸 바이알은 2주 이내에 사용해야 한다, 파우치에서 꺼낸 바이알 빛을 차단하고 1주일 내에 무색일 때만 사용한다.

• 중추신경계나 심혈관계 작용을 확인하면서 사용해야 한다(혈압, 심박수, 호흡 상태).

Lidocaine (리도카인)

분류 항부정맥제

상품명 리도카인(Lidocaine™)

치료효과 및 약력학 Lidocaine은 procainamide와 quinidine과 유사하게 심장의 운동에 영향을 끼치지만 심근수축력과 심방, 심실전도, 심박출량, 수축기 동맥혈압에는 적은 효과를 끼친다. 이것은 히스-펄킨지 섬유를 억압하고 심실 부정맥의 역치 값을 자극하여 class Ib의 항부정맥 효과를 가진다. 이것은 심실 부정맥의 역치 값을 올리고 제세동과 심율동전환의 역치 값을 낮추는 데 사용된다. 혈중 농도가 높아지면 점진적으로 중추신경 억제 효과가 나타난다.

응급 사용 심실성 부정맥(VF , VT)을 정상리듬으로 바꾸기 위해 사용한다.

성인 용량: 1.0–1.5mg/kg IV, 필요하면 3mg/kg가 될 때까지 3–5분마다 반복한다. 전환 후 2–4 mg/min의 속도로 준다.

소아 용량: 1mg/kg IV, 필요하면 3mg/kg가 될 때까지 3–5분마다 반복한다. 전환 후 20–50mcg/kg/min의 속도로 준다.

심실성빠른맥을 정상율동으로 만들기 위해 사용한다.

성인 용량 1.0-1.5mg/kg 천천히 IV로 준다. 전환될 때까지 3mg/kg까지 5-10분마다 반복 투여한다.

소아 용량: 1mg/kg 20-50mcg/kg/min의 속도로 따라서 준다.

약동학

흡수: 3분 이내에 효과가 나타나고 최고효과는 5-7분, 기간은 10-20분, 반감기는 1.5-2시간

분포: 혈액뇌관문과 태반 통과, 모유에 포함됨

대사: 간에서 된다.

배설: 소변으로 배설된다.

금기 및 주의사항

Lidocaine은 amide 타입의 국소 마취제에 민감함이 있는 사람, 상심실성 부정맥, Stokes -Adams syndrome, 치료되지 않은 느린맥, 심한 SA, AV, 심실 차단 환자들에게 금기이다. 콩팥이나 간 질환, 심장기능상실, 저산소증, 호흡기능상실, 저혈량증, 쇼크, 중증근무력증, 고령, 고체온의 가족력이 있는 환자들에게서는 조심하여 사용한다.

부작용

- 중추신경계: 졸림, 어지러움, 불안정, 혼란, 지남력상실, 불안감, 흥분, 입술과 혀의 저림, 마비, 가슴 압박감, 언어곤란, 호흡곤란, 삼킴곤란, 진전, 정신병
- 심혈관계: 저혈압, 느린맥, 전도 장애, 심장 블록, 심혈관계 붕괴, 심정지

- 귀: 이명, 청력 감소
- 눈: 시야 흐림, 복시, 색깔 인식능력 감소
- 그 외: 식욕부진, 오심, 구토, 주사부위 통증, 혈전 정맥염, 과민반응 (두드러기, 발진, 부종)

상호작용

Barbiturate는 Lidocaine의 효과를 떨어뜨린다. Cimetidine, β 차단제, 퀴니딘은 Lidocaine의 약물 효과를 증가시킨다. 페니토인은 심장 억제효과를 증가시킨다.

병원전 고려할 사항

- IV라고 특별히 표시되어 있는 것만 IV 주사에 이용돼야 한다.
- Lidocaine의 bolus 용량은 섞지 않은 채로 직접 IV로 50mg의 속도 혹은 1분 동안 나누어서 주어야 한다.
- Lidocaine은 5% 포도당 용액이나 식염수에 섞을 수 있다. 성인에게서 1g를 250-500mℓ에 섞고 어린이의 경우 120mg을 100mℓ에 섞는다.
- IV 주사의 경우 microdrop tube와 infusion pump를 사용한다. 속도는 4mg/min을 넘지 않도록 한다.
- 환자의 기본 심장 리듬이 원래대로 돌아오거나 독성 효과가 나타나면 주입을 멈춰야 한다.
- 주입 전에 변색이나 다른 이물질의 여부를 검사하고 둘 중 하나라도 있으면 버려야 한다.

- 심전도에 심한 depression이 관찰되면 주입을 중지해야 한다.
- 계속된 심전도 체크와 혈압, 호흡, 중추신경계 상태의 계속적 관찰은 과용량 사용과 독성을 피하기 위해 중요하다.
- 약을 천천히 대사하는 경향이 있는 환자들에게서 수포음이 있는지 계속해서 폐음을 청진한다.
- IV로 주사를 받고 있는 환자나 높은 혈중 농도를 가진 환자의 경우 졸림, 어지러움, 혼란, 마비, 시야 장애, 흥분 등의 여러 신경학적 증상을 경계해야 한다.
- ALS에서 Lidocaine의 효과는 최근 AHA 가이드라인에서 더 제한되었다. 예방적으로 Lidocaine 사용은 안 된다. Lidocaine은 요즘 amiodarone, procainamide, sotalol에 비해 2차적 약물로 취급되고 있다.

Lorazepam (로라제팜)

분류 항경련제, 진정제

상품명 로라반(Loravan™), 아티반(Ativan™)

치료효과 및 약력학 로라제팜은 가장 강력한 벤조디아제핀계 약물이다. 이것의 효과(불안 완화, 진정, 수면, 근 이완)는 신경 전달물질인 GABA에 의해서 조절된다. 작용하는 부위는 시상, 시상하부, 중추신경계의 변연계통이다. Lorazepam은 diazepam보다 짧은 반감기를 가지고 있고, 또 약간의 기억을 못하게 하는 효과가 있기 때문에 심율동 전환이나 작은 수술 전에 사용되기도 한다. diazepam과 같이 대뇌의 운동영역을 억제하여 발작의 전파를 막는다. 짧은 반감기 때문에 소아 발작에서 쓰인다. diazepam과 달리 Lorazepam은 수용성이고 잘 섞인다.

응급 사용 심장율동전환 시 진정을 위해 사용된다.

성인 용량: 2-4mg IM , 0.5-2mg IV

소아 용량: 0.03-0.05mg/kg IV/IM/PR 4mg까지 투여할 수 있다.

간질을 조절하기 위해 사용된다.

성인 용량: 정맥으로 천천히 2mg

소아 용량: 정맥으로 천천히 0.1mg/kg 필요하면 1.5의 용량을 반복한다. 정맥주사가 불가능하면 항문을 통하여 줄 수 있다.

약동학

흡수: 1-5분(정맥) 15-30분(근육)에 나타나고 최고 효과는 15-20(정맥), 2시간(근육), 기간은 6-8시간, 반감기는 10-20시간.

분포: 태반을 통과하고 모유에 포함된다.

대사: 간에서 된다.

배설: 소변으로 배설된다.

금기 및 주의사항

Lorazepam은 benzodiazepine, 12세보다 어린 영아, 임신, 수유 모에서 금기된다. 급성 녹내장, 우울증이나 정신병, 혼수, 쇼크, 급성 알코올 intoxication, 간이나 콩팥 손상, 중증근무력증, 자살 경향, 소화기 장애 등에서 주의해서 사용해야 한다.

부작용

- 중추신경계: 전방성 기억장애, 어지러움, 진정, 졸림, 쇠약, 불안정, 지남력 장애, 우울증, 수면장애, 혼란, 환상
- 심혈관계: 고혈압, 저혈압
- 눈: 시야장애, 복시
- 귀: 청력 장애
- 소화기계: 오심, 구토, 복부 불편감, 식욕 부진

상호작용

알코올, 중추신경 억제제, 항경련제는 중추신경계억제를 강화시킨다. cimetidine은 Lorazepam의 혈중 농도와 독성을 증가시킨다. Lorazepam은 levodopa로 인한 항파킨슨 효과를 감소시킬 수 있다. 또 페니토인 농도를 증가시킬 수 있다. 담배는 Lorazepam의 진정과 항불안효과를 감소시킨다.

병원전 고려할 사항

- Lorazepam의 근육주사는 섞지 않은 채로 큰 근육 심부에 주사한다.
- Lorazepam은 쓰기 바로 전에 준비한다. 같은 용량의 물이나 5% 포도당용액을 준비한다. 변색되거나 사용했던 제품은 사용하면 안 된다.
- 정맥주사: 적정된 약은 직접 정맥이나 IV infusion tube를 통해 2

mg/min을 넘지 않는 속도로 투여한다.

- 신생아나 영유아에게 정맥주사 시 반드시 의사에게 적절한 농도와 속도를 확인받아야 한다.
- benzodiazepine의 길항제인 flumazenil은 사용 가능할 수 있다.
- 혈관 외나 동맥 내에 주사되는 일은 절대로 있어서는 안 된다.

Magnesium Sulfate (황산마그네슘)

분류 전해질, 진경제

상품명 마구내신(Magnesin™), 황산마그네슘(Magnesium sulfate™), 마시(Masi™), 미네탑(Minetop™)

치료효과 및 약력학 마그네슘은 몸에서 일어나는 많은 생화학적 과정에 꼭 필요한 요소이다. 마그네슘은 생리학적 칼슘채널차단제로 역할하며 신경근육신호전달을 막는다. 저마그네슘혈증은 심부정맥을 야기할 수 있다. 비경구 투여 시 중추신경계를 안정시켜 주고 기분이나 근골격, 심근 활동이 떨어지게 된다. 마그네슘은 항간질적 작용을 가지고 있다.

응급 사용 난치성 심실세동, 맥박이 없는 심실 심계항진 회복 시

성인 용량: 1–2g IV over 1–2min.

소아 용량: 25–50mg/kg IV/IM

torsades de pointes 회복 시

성인 용량: 1-2g IV 하고서 0.5-1.0g/hr IV.

소아 용량: 25-50mg/kg IV/IM

급성 심근경색 후 예방을 위해

성인 용량: 1-2g IV over 5-30min.

소아 용량: 사용하지 않음

경련에 의한 간질 시

성인 용량: 2-4g IV/IM.

소아 용량: 사용하지 않음

약동학

흡수: 시작: IV시 즉시, IM시 1시간, 지속시간 : 30분

분포: 태반 통과함, 모유로도 배설됨

배설: 콩팥

금기 및 주의사항

심근손상, 쇼크, 지속적인 고혈압, 저칼슘혈증 시 금기. 콩팥 기능 손상, 디지털리스 복용 환자, 다른 중추신경안정제를 복용하고 있는 경우 주의한다.

부작용

- 중추신경계: 진정, 혼동, 반사감소, 근육약화
- 심혈관계: 저혈압, 심장활동의 위축, 순환기능상실
- 호흡기: 호흡마비
- 기타: 홍조, 땀, 극도의 갈증, 저체온증

상호작용

신경 근육차단제 사용 시 호흡곤란 야기, 디지털리스 복용 시 심장전도 비정상이 나타날 수 있음.

병원전 고려할 사항

- 천천히 주입해야 함.
- 유아에게 주입 시: 농도와 양, 주입속도를 확실히 해야 함.
- IV로 주입 시 지속적인 환자 관찰 필요함. 혈압, 맥박 15분마다 확인해야 함.
- 마그네슘중독의 조기판단 징후로는 극심한 갈증, 덥다고 느끼는 감, 진정, 혼동, 반사 감소, 근무력증 등이 있음.
- 비경구투여 시마다 그 전에 슬개건 반사를 검사해야 함.
- 심각한 부작용 발생 시 염화칼슘, 글루콘산칼슘 등이 해독제로서 유용하게 쓸 수 있음.
- 출산 몇 시간 안에 비경구로 글루콘산칼슘을 복용하는 산모는 호흡이나 신경근육 기능감소와 같은 여러 독성의 징후를 면밀히 관찰해야 함.

Mannitol (만니톨)

분류 삼투성 이뇨제

상품명 만니톨(Mannitol™)

치료효과 및 약력학 고장성 효과를 통해 혈관 안으로 물을 끌어들이는 삼투성 이뇨제이다. 사구체 여과의 삼투압을 높이고, 물과 용질의 재흡수를 막아서 이뇨를 촉진한다. 두개내압을 낮추고 뇌부종을 감소시키는 데 매우 효과적이다. 대용량 시 전해질이 배설되는 속도가 빨라진다.

응급 사용 급성뇌부종 감소

성인 용량: 1.5–2.0g/kg 천천히 IV 주입

소아 용량: 0.25–0.5g/kg IV over 60분

약동학

흡수: 시작: 15분. 지속시간: 3–8시간. 반감기: 100분

분포: 세포외 공간에만 있음. 혈액 내 관문을 통과하지 못함

대사: 소량은 간에서 글리코겐으로 대사됨

배설: 콩팥에서 빠르게 배설됨

금기 및 주의사항: 폐부종, 심장기능상실, 기질적 중추신경장애, 두개내출혈이 있는 환자, 쇼크, 심한 탈수, 알레르기, 임신

부작용

- 중추신경계: 두통, 진전, 간질, 어지럼증
- 심혈관계: 부종, 심장기능상실, 협심증 같은 통증, 저혈압, 고혈압
- 눈: 뿌연 시야
- 소화기계: 입안건조, 오심, 구토
- 비뇨기계: 이뇨, 소변저류, 고요산뇨증

- 대사: 수액, 전해질불균형 특히 저나트륨혈증, 탈수, 산증
- 기타: 국소부종, 피부괴사, 오한, 열, 알레르기반응

상호작용

전혈이나 적혈구와 같이 투여하지 않는다.

병원전 고려할 사항

- 15% 이상 농도가 높을 시 결정화되는 경향이 높음. 따라서 이 이상 시 IV 필터가 꼭 사용되어야 한다.
- 15–30℃ 정도에 보관해야 한다. 만약 결정화되었다면 결정이 없어질 때까지 끓는 물에 천천히 따뜻하게 해줘야 한다.
- 주입 시 혈관 외로 분출되지 않아야 한다. 주입한 곳에 염증이나 부종이 없는지 확인해야 한다.
- 활력징후를 꾸준히 보고, 전해질 불균형이 없는지 계속 관찰해야 한다.
- 약 주입 후 12시간쯤에 드물게 생길 수 있는 두개내압 상승 가능성을 주의해야 한다.

Meperidine (메페리딘, Demerol)

분류 마약성 진통제

상품명 페티딘(Pethidine™)

치료효과 및 약력학 모르핀만큼 마취와 진정효과를 가지고 있는 마약성

중추신경계 진정 합성제이다. 모르핀과 화학적으로 비슷하지 않지만, 모르핀과 같이 중독과 남용의 위험성을 가지고 있다. 모르핀과 달리 지사작용이 거의 없으며 진해작용도 없다. 중독량 복용 시 중추신경계 자극이 일어난다. 작용시작 시간은 모르핀보다 빠르지만 지속시간은 훨씬 짧다. 상시 복용할 경우 동공의 변화가 없거나 약간의 축동이 있으나 과다 복용 시 현저한 축동이나 산동이 있다.

응급 사용 중등도에서 심한 고통해결 시

성인 용량: 25-50mg IV; 50-100mg IM.

소아 용량: 1mg/kg IV/IM

약동학

흡수: 시작: IV 5분, IM 10분; 최고효과 1시간 이내; 지속시간: IV 2시간, IM 2-4시간; 반감기: 3-5시간

분포: 태반 통과함; 모유로 분포됨

대사: 간에서 대사됨

배설: 소변으로 배설됨

금기 및 주의사항

상기제제에 과민성 있는 환자, 경련장애 있는 환자, 진단 전에 급성 복부증상이 있는 환자는 금기이다. 머리손상이 있거나 두개내압이 항진된 환자, 천식이나 다른 호흡기질환 가진 환자, PSVT, 전립선비대, 요도협착, 녹내장, 고령, 콩팥이나 간 기능저하 환자, 갑상선기능저하, 애디슨병이 있는 환자는 주의해야 한다.

부작용

- 알레르기: 소양감, 두드러기, 피부홍조, 주사지점의 발적 중추신경계: 어지럼증, 허약감, 행복감
- 불쾌감, 진정, 두통, 비조율된 근육운동, 지남력상실, 기침반사감소, 축동, 호흡감소
- 독성량 복용 시: 근육뒤틀림, 진전, 반사항진, 흥분, 외부자극에 과민, 흥분, 혼동, 환각, 동공이완, 발작
- 심혈관계: 안면홍조, 현기증, 저혈압, 실신, 두근거림, 느린맥, 빠른맥, 심혈관계기능상실, 심장마비(독성량복용 시)
- 소화기계: 입안건조, 오심, 구토, 변비, 담관계 경련
- 기타: 핍뇨, 소변저류, 발한, 신생아에서 호흡감소, 기도수축(과량복용 시), 정맥염(IV시), 통증, 조직자극

상호작용

알코올과 다른 중추신경진정제와 시메티딘은 과도한 진정작용과 중추신경 저하를 야기할 수 있다. 암페타민은 중추신경 자극을 강력하게 한다. 모노아민산화효소억제제(MAOI)와 selegiline, furazolidone은 중추신경 저하, 경련, 심혈관기능상실을 과도하게 하거나 연장시킨다.

병원전 고려할 사항

- 호흡 저하를 일으킬 수 있음. 날록손을 항독소제로 사용할 수 있음.
- schedule Ⅱ 통제물질로 잠금장치가 된 장소에 보관해야 함.

- IM 주사하기 전에 IV로 투입하지 않기 위해 조심해야 함. IV로 잘못된 투입 시 심장박동이 증가하고 실신할 수 있음.
- IV 주사(injection): 직접적으로 IV로 줄 때 최소한 생리식염수 5㎖에 50mg을 넣어서 10mg/㎖정도 되도록 함. 25mg/min을 넘지 않게 천천히 주사함. 더 천천히 할수록 좋음.
- IV 주입(infusion): 계속 주입 시 생리식염수나 D5W 등에 1-10mg/㎖ 정도로 희석한다. 25mg/min을 넘지 않게 천천히 주사함. 더 천천히 할수록 좋음.
- 아이에게 IV 시: 농도와 속도를 전문의에게 확인받아야 함.
- 마약성 진통제는 최소한, 최단기간의 용량으로 주어야 함.
- 반복 투여받는 환자는 호흡수, 호흡 깊이, 리듬, 동공의 크기를 확인해야 함. 호흡이 분당 12회 이하거나 축동, 산동, 호흡이 얕을 경우 약물을 주입하기 전에 전문의에게 의견을 물어야 함.
- 활력징후를 면밀히 관찰해야 함. 맥박이 뛰고 혈압이 낮아질 수 있음.
- 깊은 호흡과 기침(만약 금기가 아니라면), 정해진 시간의 체위변경은 호흡저하 효과를 극복하는 데 도움이 됨.
- 비경구투여는 각막마비를 야기할 수 있어 각막반사가 없어질 수 있음. 환자에게 가능성에 대해 미리 경고해야 함.

Metaproterenol (메타프로테레놀, Orciprenaline)

분류 교감신경 흥분작용의 기관지 확장제

상품명 Alupent, Metaprel

치료효과 및 약력학 isoproterenol과 화학구조와 약력학적 효과가 비슷한 강력한 교감신경흥분 효과를 가지는 합성아민이다. 본 약은 비교적 선택적인 β_2효과를 가진다. β아드레너직 약의 기초적인 작용은 cyclic AMP에서 ATP를 만들어내는 데 촉매작용을 하는 효소인 아데닐 싸이클레이즈를 자극하는 것이다. cyclic AMP은 기도의 평활근의 이완, 기도저항의 감소, 점액배설을 촉진한다. β_1(심장), α(말초혈관) 수용체에는 최소한의 효과를 가진다. 치료용량에서 비만세포에서 히스타민분비를 억제함으로써 폐에서 알레르기 반응으로 유발되는 점액배설, 모세관누출, 점막부종을 감소시킨다.

응급 사용 가역적 기도폐쇄 환자(천식, 만성기관지염, 폐기종)에서 기도수축, 급성기도수축을 완화하기 위해

성인 용량: 계량흡입기를 통해 0.65mg; 2.5-3.0mℓ 식염수에 0.2-0.3mℓ를 희석하여 분무기로 흡입

소아 용량: 2.5-3.0mℓ 식염수에 5% 용액의 0.1-0.2mℓ/kg를 희석하여 네뷸라이저로 흡입

약동학

흡수: 시작: 1분; 최대효과: 1시간 내; 지속시간: 1-5시간

대사: 간에서 대사됨

배설: 소변으로 배설됨

금기 및 주의사항

교감신경흥분제에 과민성 있는 환자, 빈맥과 관련된 심장 율동부전, 갑상선기능항진증에서 금기. 고령, 고혈압, 관상동맥 질환, 당뇨환자에서 주의한다.

부작용

- 중추신경계: 체질성 신경쇠약, 기면증세, 진전, 두통, 피로
- 심혈관계: 빠른맥, 고혈압, 심장마비, 두근거림
- 소화기계: 오심, 구토, 식욕부진
- 기타: 배뇨곤란, 근육경련, 기침, 천식악화

상호작용

에피네프린이나 다른 교감신경흥분 기도확장제 혼용 시 부가효과가 나타난다. 모노아민산화효소억제제(MAOI)나 삼환계항우울제(TCA)는 혈관계에 강력한 효과를 가질 수 있다. β 차단제를 복용하고 있는 환자에서 본 약은 길항작용을 한다.

병원전 고려할 사항

- 계량된 흡입기 사용 시 환자에게 흔들어주라고 알려주며, 가능한 한 코로 숨을 내쉬라고 하며, 입으로 깊게 흡입하면서 분사하라고 함. 천천히 내뱉기 전에 10초 정도 숨을 참고 있으라고 함. 처음한 후 10분 정도 후에 두 번째 흡입을 하라고 함.
- 호흡 상태를 관찰해야 함. 최대속도를 측정하고 기도저항이 감소되

는 약의 효과를 판정하기 위해 흡입 전후로 폐음을 청진해야 함.
- 심장상태를 관찰해야 함. 빠른맥이나 저혈압은 보고해야 함.
- 진전이 있을 수 있음을 알려줘야 함. 부작용 중에 하나임.
- 변색되거나 침전된 용액을 사용하지 말아야 함
- 고령환자는 특히 교감신경제의 효과에 민감함. 심장상태를 관찰하고 빠른맥, 두근거림 시 보고해야 함.

Metaraminol (메타라미놀)

분류 교감신경 효능제

상품명 Aramine

치료효과 및 약력학 강력한 교감신경흥분 합성제이다. 노르에피네프린과 전체적인 효과가 비슷하나 그만큼 강력하지 못하며, 시작시간이 더 점진적이며, 효과의 지속시간이 더 길다. 또한 종종 중추신경자극 효과가 없다. 직접적으로 α 수용체(혈관수축)와 심장의 β_1수용체(근육수축효과)에 작용한다. 간접적으로 노르에피네프린을 저장장소에서 배설을 야기한다. 혈관수축효과는 폐동맥압을 상승시키고 수축기, 이완기압을 올리고, 콩팥으로의 혈류량을 감소시킨다. 저관류상태에서 혈압을 높이기 위해 사용되기도 했으나 요즘은 도파민이 더욱 선호되어서 거의 사용되지 않는다.

응급 사용 용량이 부족한 것이 아닌 혈역학적으로 중요한 저혈압을 다

루기 위해

성인 용량: 500mℓ의 D5W나 생리식염수에 100mg. 혈압반응에 따라 조절; 5–10mg IM

소아 용량: 사용되지 않음

약동학

흡수: 시작: IV 1–2분, IM < 10분; 지속시간: 20–90분

대사: 조직에서 대사됨

배설: 소변으로 배설됨

금기 및 주의사항

모노아민산화효소억제제(MAOI) 치료를 14일 내에 받은 저혈량상태인 환자; 말초나 장간막 혈전증; 폐부종, 심장마비; 치료 안한 저산소증, 탄산과잉증, 산증 시 금기

디지털리스 쓰는 환자, 고혈압, 갑상선질환, 당뇨, 간경변, 말라리아 경력이 있는 환자(재발위험)는 주의해야 한다.

부작용

- 중추신경계: 걱정, 쉼 없이 움직임, 두통, 진전, 힘 빠짐, 발작
- 심혈관계: 심장 앞부분의 고통, 두근거림, 빠른맥, 느린맥, 심한 고혈압, 심율동이상, 심장마비
- 호흡기: 급성 폐부종
- 소화기: 오심, 구토
- 피부: 홍조, 발한, 조직괴사, 피부 벗겨짐

- 대사: 대사성 산증(저혈량증 환자), 고혈당증

상호작용

중탄산나트륨 같은 알칼리 용액에 의해 비활성될 수 있음. 모노아민 산화효소억제제(MAOI), 삼환계항우울제(TCA), 맥각 알칼로이드와 같이 사용 시 과도한 혈관수축반응이 일어날 수 있다. 펜토라마인은 승압효과를 감소시킬 수 있다.

병원전 고려할 사항

- IV 준비: 성인에서 500mℓ의 D5W나 생리식염수나 다른 IV 수액제제에 원하는 혈압이 유지되도록 15-100mg 정도 녹인다.
- IV: 투여속도는 전문의에 의해 처방되어야 한다(전에 혈압이 정상이었던 환자는 수축기압이 80-100mmHg 정도 유지되게, 전에 고혈압 환자는 평상 시 혈압보다 30-40mmHg 미만으로 유지되게 한다).
- 투입을 계속하지 않을 경우, 투여속도를 점점 줄여야 함, 급작스럽게 중단하는 것은 피해야 함.
- IV로 투여받은 환자는 투여속도가 면밀히 관찰되면서 항상 봐야 함. 투여속도 변경은 주의해야 함.
- IV 투여하는 동안 혈액에 넘쳐흐르지 않도록 주의해야 함. 조직손상이나 괴사될 수 있음.
- 과도한 열에 약을 노출시키면 안 됨. 빛에 노출되어서도 안 됨.
- IV로 투여하는 동안 처방된 수준까지 안정화 될 때까지 5분마다 혈압을 확인하고, 이후에는 15분마다 확인해야 함.

- 투여가 완료된 뒤에도 몇 시간 동안은 정기적으로 모니터링을 계속 해야 함.
- 선제적 효과가 저장된 카테콜아민의 방출을 자극함. 심장마비나 급성심근경책이 있었던 환자는 카테콜아민의 저장이 잘 안 되어 있으므로 약의 효과가 기대보다 매우 약할 수 있음.

Methylprednisolone (메틸프레드니솔론)

분류 스테로이드

상품명 데포메드롤(Depomedrol™), 메디소루(Medisoru™), 메티솔(Metisol™), 메프솔론(Mepsolone™), 솔루메드롤(Sollumedrol™), 프레디솔(Predisol™)

치료효과 및 약력학 글루코코르티코이드와 비슷한 작용을 가진 중간 합성 부신피질호르몬이다. 하이드로코르티졸보다 나트륨이나 수분저류 효과가 적다. 다른 스테로이드와 같이 약동학적 효과는 광대하고 복잡하며, 의학에서 매우 많은 분야에서 유용하다.

응급 사용 천식이나 만성폐쇄성폐질환, 심한 아나플락시스에 의한 염증을 감소시키기 위해

성인 용량: 125-250mg IV/IM

소아 용량: 1-2mg/kg/dose IV/IM

척추신경 손상 의심 치료 시: 30mg/kg loading dose IV; 이후 23시

간 동안 5.4mg/kg/hr로 IV로 투여함

약동학

흡수: 최대효과: 4-8일 안에; 지속시간: 1-5주; 반감기: 3.5시간

대사: 간에서 대사됨

배설: 18-36시간 내에 시상하부-뇌하수체 억제

금기 및 주의사항

급성 아나플락시스에 특별한 금기는 없음

부작용

- 중추신경계: 기분 좋음, 두통, 불면증, 혼돈, 정신이상, 어지럼증
- 심혈관계: 심장기능상실, 부종, 고혈압
- 소화기계: 오심, 구토, 소화성 궤양, 복부팽만
- 근골격계: 근육약화, 상처치유지연, 골다공증, 뼈의 비감염성 괴사, 자발적 골절
- 내분비계: 수분저류, 쿠싱양 모습, 아이들의 성장억제, 고혈당증
- 기타: 백내장, 백혈구 증가증, 저칼륨혈증, 불쾌감, 딸꾹질

상호작용

furosemide와 thiazide 이뇨제는 칼륨 손실을 증가시킬 수 있다. phenytoin, phenobarbital, isoniazid, ripampin은 약의 효과를 감소시키고 스테로이드의 대사를 증가시킬 수 있다.

병원전 고려할 사항

- IM 주입 시 큰 근육 안으로 깊숙이 주입해야 함(삼각근은 안 됨).

- 아이에게 IV로 줄 때: 전문의에게 정확한 농도와 투여속도를 확인 받아야 함
- 본 약과 섞은 용액이 준비가 된 뒤에는 48시간 내에 반드시 사용되어야 함.

Metoclopramide (메토클로프라미드)

분류 항구토제

상품명 맥페란(Macperan™), 멕쿨(Mecool™), 메토클로프라미드(Metoclopramide™)

치료효과 및 약력학 강력한 중추, 말초 도파민 수용체 길항제이다. 프로카인아마이드와 구조적으로 연관되어 있으나 항부정맥제나 마취제효과를 거의 갖지 않는다. 정확한 작용기전은 잘 모르나, 직접적으로 위장관 평활근이 아세틸콜린의 효과에 민감해지도록 해준다. 또한 상부 위장관의 수축과 식도조임근의 톤을 증가시킨다. 결국, 위나 담도, 이자의 소화액의 배설 없이 위배설과 장통과가 가속화된다. 따라서 항구토 효과를 가진다.

응급 사용 심한 오심, 구토 해결 시

성인 용량: 10-20mg IM; 10mg 천천히 IV(1-2min 정도)

소아 용량: 1-2mg/kg/dose

약동학

흡수: 시작: 10-15분 IM, 1-3분 IV; 최대효과: 1-2시간 내; 지속시간: 1-3시간; 반감기: 2.5-6시간

분포: 대부분의 몸 조직에 분포(중추신경계로 포함); 태반을 통과함; 모유에도 분포함

대사: 간에서 약간 대사됨

배설: 소변으로 배설됨, 대변에 5%

금기 및 주의사항

본 약에 과민성을 가진 환자, 아황산염제제에 알레르기가 있는 환자, 간질의 이력이 있는 환자, 추체외로 증상을 일으킬 수 있는 약을 같이 복용하는 환자, 크롬친화성세포종, 기계적 위장관 폐쇄나 천공이 있는 환자; 유방암 병력이 있는 환자에서 금기이다. 심장기능상실, 저칼륨혈증; 콩팥기능장애; 위장관 출혈; 간헐적인 포르피린증 환자는 주의해야 한다.

부작용

- 중추신경계: 약간의 진정작용(50%의 환자), 피로, 안절부절못함, 불만, 두통, 불면, 지남력장애, 추체외로 증상
- 소화기계: 오심, 변비, 설사, 구강건조
- 기타: 두드러기성 홍조, 혀나 눈두덩 부종, 무월경, 성기능장애, 고혈압성 위기(드묾)

상호작용

알코올과 다른 중추신경계 진정제는 진정작용을 상승시킨다. 항콜린제나 아편계 마취제는 위장관 운동을 길항한다. 모노아민산화효소억제제(MAOI)를 복용하는 환자에게 본 약 처방 시 고혈압이 발생할 수 있다.

병원전 고려할 사항

- 주사제는 산화방지제로 메타중아황산나트륨을 함유한다. 아황산염에 알레르기가 있는 환자는 이 제제를 피해야 한다.
- 15-30℃에 빛을 차단하는 용기에 담아 보관한다. 알약은 3년 동안 안정적이다. 용액이나 주사제는 5년 동안 안정적이다.
- 추체외로 증상은 어린이나 젊은 성인, 고령, 항암 화학치료와 관련한 고용량의 구토 치료에서 대부분 나타난다. 안절부절못함이나 비자발적인 행동, 얼굴 찌푸림, 경직, 진전 발생 시 즉시 보고해야 함. diphenhydramine이 이 경우 사용될 수 있다.

Metoprolol (메토프로롤)

분류 β 차단제

상품명 β록(Betaloc™), 프로롤(Prolol™)

치료효과 및 약력학 심장근육에 주로 위치하고 있는 β_1 수용체에 선택적으로 작용하는 β 차단제이다. 고용량 시 주로 기도나 혈관 근육구조에 분포하는 β_2 수용체 또한 억제한다. 심장박동수와 심박출량을 감소시킨다. 서 있거나 누워 있을 때 모두 혈압을 낮추고 심장박동의 속도를 낮추고 심근의 자동수축을 늦춘다. 심장 아드레너직 뉴런에서 카테콜아민과의 길항작용, 약으로 인한 말초에서의 교감신경 흐름의 감소, 레닌 활동의 억제로 항고혈압 효과를 가진다. 항협심증 효과는 propranolol과 같다. 급성 심근경색 시 본 약과 다른 β 차단제는 심장 보호효과를 가진다.

응급 사용 최근 심근경색을 겪은 환자에서 심실세동이나 다른 합병증을 감소시키기 위해

성인 용량: 5mg 천천히 IV, 3번이 될 때까지 5분마다(만약 환자가 계속 안정적이라면), 결국 최종용량은 15mg

소아 용량: 사용되지 않음

약동학

흡수: 시작: 즉시; 최대효과: 20분 내; 지속시간: 13-19시간; 반감기: 3-4시간

분포: 혈액뇌관문과 태반을 통과 함; 모유에 분포함

대사: 간에서 광범위하게 대사됨

배설: 소변으로 배설됨

금기 및 주의사항

심인성 쇼크(혈압이 100mmHg 미만), 느린맥(45bpm 미만), 1도 이상 차단 시, 현저한 심장기능상실, 폐 고혈압으로 인한 이차성 우심실

기능상실, 천식, COPD 환자는 금기이다. 간이나 콩팥기능 손상, 심장비대, 디지털리스나 이뇨제로 조절받는 심장기능상실환자; 방실전도 결핍; 기관지 천식이나 다른 기도경련 환자; 알레르기 경력; 갑상선 중독증; 당뇨; 말초혈관질환 있는 환자는 주의

부작용

- 중추신경계: 어지럼증, 피로, 불면, 증가된 꿈, 정신이 처짐
- 심혈관계: 느린맥, 두근거림, 손발이 참, 간헐적인 절뚝거림, 협심증, 심장기능상실, 방실전도 차단의 악화, 완전 방실전도 차단, 심장마비
- 호흡기계: 기관기 연축(고용량 시), 숨 가쁨
- 소화기계: 오심, 작열감, 위 통증, 설사, 변비
- 피부: 건조한 피부, 멍, 피부발진
- 기타: 입안건조, 저혈당증

상호작용

barbiturates와 rifampin은 본 약의 효과를 떨어뜨림. cimetidine, methimazole, propylthiouracil은 본 약의 효과를 증강시킴. 디곡신을 쓸 경우 부가적인 느린맥 효과가 나타난다. 본 약과 hydralazine은 같이 쓰면 상승작용이 있다. 베타 효능제와 본 약은 길항적이다. verapamil은 느린맥과 방실차단의 위험성을 증가시킨다.

병원전 고려할 사항

- IV시 60초 넘게 5mg의 속도로 희석시키지 않고 직접 IV로 투여한다.
- 열, 빛, 습기가 없는 곳 15-30도에서 보관한다.

- 약 주기 전에 혈압과 최고혈압을 잰다. 투약 전에 비해 맥박의 속도나 리듬, 변화가 있을 경우 전문의에게 보고한다.
- IV로 주는 동안 혈압, 맥박, ECG가 면밀히 모니터링되어야 한다.
- 디지털리스나 이뇨제로 조절받고 있는 고혈압을 가지고 있는 심부전 환자는 임박한 심장기능상실을 보기 위해 매우 면밀히 관찰되어야 한다. 운동 시 호흡곤란, 기좌호흡, 야간 기침, 부종, 목정맥팽대

Midazolam (미다졸람)

분류 진정제

상품명 도미컴(Dormicum™), 마다컴(Midacum™), 미졸람(Mizolam™), 미다졸람(Midazolam™)

치료효과 및 약력학 중추신경계 안정제, 근이완제, 항경련제 효과를 가지는 단기간 비경구투여 벤조디아제핀이다. 정확한 기전은 알져지지 않았다. 재흡수를 막는 등의 방식으로 GABA의 활동을 활성화시킨다. 고용량의 경우 잠이 오게 한다. 다른 벤조디아제핀과 같이 고통에는 효과가 없다.

응급 사용 전기에 의한 심박정상화 전에 진정과 기억상실을 위해

성인 용량: 1.0-2.5mg 천천히 IV; 0.07-0.08mg/kg IM

소아 용량: 0.05-0.20mg/kg IV; 0.10-0.15mg/kg IM; 3mg 코안으로 투여

약동학

흡수: 시작: 3-5분 IV, 15분 IM, 6-14분 코속투여; 최대효과 20-60분 이내; 지속시간: 2시간 미만 IV, 1-6시간 IM; 반감기 1-4시간

분포: 혈액뇌관문, 태반 통과

대사: 간에서 대사

배설: 소변으로 배설

금기 및 주의사항

벤조디아제핀 불내성, 급성 녹내장, 쇼크, 혼수, 급성 알코올중독환자에서 금기이다. COPD, 만성 콩팥기능상실, 심장기능상실, 고령에서 사용 시 주의

부작용

- 중추신경계: 후향성 기억상실, 두통, 기분 좋음, 기면, 과도한 진정, 혼동
- 심혈관계: 저혈압
- 눈: 뿌연 시야, 복시, 안구진탕, 점 같은 동공
- 소화기계: 오심, 구토
- 호흡기: 기침, 후두연축(드뭄), 호흡기능상실
- 피부: 발한, 화상, 통증, 빈호흡
- 기타: 딸꾹질, 오한, 쇠약

상호작용

알코올, 중추신경계 진정제, 항간질제는 중추신경계 저하를 야기할 수 있다. Cimetidine은 본 약의 혈중 농도와 독성 발현 가능성을 높

일 수 있다. 본 약은 levodopa의 항파킨슨효과를 감소시킬 수 있다. 흡연은 진정과 항흥분효과를 감소시킨다.

병원전 고려할 사항

- IM은 넓고 큰 근육에 깊게 주입한다(삼각근 제외).
- IV시 생리식염수나 D5W에 0.25mg/mℓ로 희석해서 준다. 급히 주면 안 된다.
- 아이에게 주입 시: 전문의에게 농도나 속도를 확인받아야 한다.
- IV로 줄 때 주입하는 부위의 발적, 통증, 부종이나 다른 혈관 외 배설의 증상이 있는지 확인한다.
- 전향적 기억상실은 기면의 정도와 매우 일치하며, lorazepam도 그렇다. 대부분의 환자는 마취과정을 기억하지 못한다.
- 비만 환자에서 반감기는 늘어날 수 있다. 완전히 회복되는지 보기 위해 활력징후를 모니터링해야 한다.
- 과용 시 증상은 혼돈, 진정, 반사의 감소, 혼수 등이 있다.
- 환자에게 기억이 나지 않을 수 있음을 알려주어야 한다.
- 미다졸람 투여 전에 소생장비와 flumazenil(antidote)을 준비하고 있어야 한다.

Milrinone (밀리논)

분류 심장 근육수축제; 혈관확장제

상품명 프리마코(Primacor™)

치료효과 및 약력학 근육수축/혈관확장의 새로운 부류 중 하나이다. 심장의 수축속도에는 별 영향 없이 수축정도와 혈관확장에 관여한다. 디지털리스, 카테콜아민, β 수용체 효능제와는 기전이 다르다. 심장과 혈관의 평활근에 cAMP phosphodiesterase를 억제한다. 심장의 수축을 증가시켜 심근의 산소요구량의 증가 없이 심장박출과 혈관 저항을 증가시킨다.

응급 사용 심장기능상실의 단기간 조절

성인 용량: 10분 동안 50mcg/kg IV 후 0.375-0.75mcg/kg/min IV 계속 유지

소아 용량: 50-75mcg/kg IV 후 0.5-0.75mcg/kg/min IV

약동학

흡수: 최대효과 2분 내; 지속시간 2시간; 반감기 1.7-2.7시간

배설 소변으로 80-85% 변하지 않고 배설됨

금기 및 주의사항

본 약에 과민한 사람에 금기이며, 고령, 임신 시 주의한다.

부작용

심혈관계: 기외수축 증가, PVCs, 심실빠른맥, 심실세동, 심실외 박동 이상, 협심증 증상의 증가, 저혈압

상호작용

disopyramide는 과도한 저혈압 야기

병원전 고려할 사항

- IV 투여: 180㎖의 생리식염수나 D5W에 20mg을 녹여서 100mcg/㎖가 되게 한다.
- 10분 동안 50mcg/kg IV 준다.
- 저칼륨혈증의 경력이 있는 환자에는 주지 않는다.
- 심장상태, ECG, 맥박, 혈압, 호흡을 약을 주는 동안 면밀히 관찰한다.

Morphine (모르핀)

분류 마약성 진통제

상품명 모르핀(Morphine™), 스토몰(Stomol™)

치료효과 및 약력학 뇌의 아편수용체에 작용하는 자연산 아편계 약으로 진통과 진정효과를 가진다. 매우 강력한 진통제이나 혈역학적으로 급성 심근경색과 폐부종에도 매우 유용하다. 혈관확장 효과는 말초정맥 용적을 넓혀 심장의 부담을 완화 시키고 심근의 산소요구량을 감소시켜준다. 폐부종에서는 전부하를 낮춰줘서 폐울혈을 막는다.

응급 사용 중등도에서 심한 고통 완화 시

성인 용량: 2.5–15mg IV; 5–20mg IM/SC

소아 용량: 0.05–0.1 mg/kg IV; 0.1–0.2 mg/kg IM/SC

급성 심근경색이나 급성 폐부종에서 정맥의 귀환을 막기 위해

성인 용량: 1–2mg 6–10분마다

소아 용량: 사용하지 않는다.

약동학

흡수 시작: 즉시 IV, 15-30분 IM/SC; 최대효과 20분 이내 IV, 30-60분 IM/SC; 지속시간 2-7시간

분포: 혈액뇌관문, 태반 통과, 모유에도 분포함

배설: 24시간 내 소변으로 90%가 배설됨, 10%는 담즙으로 배설

금기 및 주의사항

아편에 민감한 환자, 증상을 가리므로 진단 안 된 두부손상이나 급성 복통 시 전처치로 주면 안 된다. 혈관확장효과가 있으므로 용량이 모자라거나 저혈압환자에서 쓰면 안 된다. 급성기관지천식, 만성폐질환, 심한 호흡부전, 폐부종에는 쓰면 안 된다. 고령, 매우 어린 환자는 주의해야 한다.

부작용

- 알레르기: 두드러기, 홍조, 부종, 출혈성두드러기(드묾), 아나필라시스 작용(드묾)
- 중추신경계: 호흡기능상실, 기분 좋음, 불면, 지남력 상실, 시각장애, 복시, 발작(유아); 기침반사가 떨어짐, 기면, 어지럼증, 축동
- 심혈관계: 느린맥, 두근거림, 실신; 안면, 목, 상부가슴의 홍조; 기립성 저혈압
- 소화기계: 변비, 식용부진, 입안건조, 산통, 오심, 구토
- 비뇨기계: 소변저류, 긴박뇨, 핍뇨, 배뇨장애, 성욕감퇴

- 기타: 발한, 진통의 연장, 태아의 호흡기능상실
- 과용 시: 심한 호흡기능상실(분당 2-4회);폐부종, 깊은 수면, 혼수; 골격근 마비; 차고 축축한 피부; 저혈압, 느린맥, 심장마비, 축동, 저체온증

상호작용

중추신경계 진정제, 진정제, barbiturates, 알코올, 벤조디아제핀, 삼환계항우울제(TCA)는 중추신경계 진정작용을 강화시킨다. 모노아민산화효소억제제(MAOI)는 주의한다; 고혈압성 위기 유발 가능

병원전 고려할 사항

- 고령이나 쇠약한 환자는 성인보다 용량을 줄여야 한다.
- IV시: 4-5분 동안, 5㎖의 무균수에 희석해서 직접 IV.
- 유아에게 IV시: 전문가에게 농도와 속도를 확인받아야 한다.
- 약물 투여 전 호흡수, 깊이, 리듬, 동공 크기를 적어놔야 함. 분당 호흡수 12회 이하, 축동 시 독성의 증상임. 약투여 중단하고 전문의에게 보고해야 한다.
- 환자가 통증에서 벗어났는지 면밀히 관찰할 것. 이를 통해 나중에 용량 조절 시 참고할 수 있다.
- 맥박, 호흡수 증가, 안절부절못함, 식욕부진, 얼굴표정의 감소는 진통제 투여가 필요함을 나타내는 것이다.
- 활력징후를 정기적인 간격으로 체크해야 함. 모르핀 유발 호흡 부전은 소량에서도 발생할 수 있고 용량이 많아질수록 점점 더 증가한다.

- 오심, 기립성 저혈압은 보행하는 환자나, 누워 있는 환자가 고개를 들 때, 심한 통증을 경험하지 않는 환자에서 자주 나타난다.
- 두개내압 항진이나 머리손상환자는 면밀히 관찰해야 함. 모르핀의 효과는 두개내압 항진의 신경학적 증상을 애매하게 할 수 있다.
- naloxone을 본 약 투여 전에 해독제로 사용할 수 있다.

Nalbuphine (날부핀)

분류 마약성 진통제

상품명 날페인(Nalpain™), 날부핀(Nalbuphine™)

치료효과 및 약력학 항진제와 길항제적 성격 모두를 가지고 있는 합성 마약성 진통제이다. 본 약의 진통제 효과는 모르핀과 동일하며, 호흡기능상실도 모르핀과 똑같이 생길 수 있다. 그러나 모르핀과는 다르게 고용량 시(10mg 이상 시) 호흡기능상실을 더 이상 일으키지 않는다. 길항제적 성격은 naloxone의 1/4 정도 된다.

응급 사용 중등도에서 심한 통증 완화

성인 용량: 5mg IV/IM/SC; 20mg까지 줄 수 있음

소아 용량: 0.10-0.15mg/kg IV/IM/SC(거의 안 쓰임)

약동학

흡수: 시작 2-3분 IV, 15분 IM; 최대효과 30분 내 IV, 지속시간 3-6시간, 반감기 5시간

분포: 태반통과

대사: 간에서 대사

배설: 소변으로 배설

금기 및 주의사항

약에 과민했던 경력이 있는 환자, 모르핀과 같이 진단전인 머리손상, 급성 복통인 경우 병원전 처치로 하면 안 된다. 호흡에 문제가 있거나 마약에 의존하는 환자는 사용 시 주의해야 한다.

부작용

- 중추신경계: 우울, 안절부절못함, 울음, 기분 좋음, 기분 나쁨, 신체 이미지에 대한 왜곡, 비정상적인 꿈, 혼동, 환각; 감각이 무뎌짐, 두통, 축동
- 심혈관계: 고혈압, 저혈압, 느린맥, 빠른맥, 홍조
- 호흡기계: 호흡곤란, 천식, 호흡기능상실
- 소화기계: 복부경련, 쓴맛, 오심, 구토
- 과민성: 두드러기, 화상감, 멍
- 기타: 언어장애, 급박뇨, 뿌연 시야

상호작용

알코올과 다른 중추신경 진정제는 중추신경의 저하를 가져올 수 있다. 본 약은 마약에 중독된 환자에 증상 야기할 수 있다.

병원전 고려할 사항

- 3-5분 동안 10mg을 희석시키지 않고 직접 IV로 투여한다.

- 유아에게 IV시: 전문가에게 투여속도를 확인받아야 한다.
- 빛에 노출되지 않도록 15-30도에 보관한다.
- 약을 투여하기 전에 호흡속도를 평가하고, 만약 호흡수가 12회 이하라면 투약을 중단하고 전문가에게 보고해야 한다.
- 아황산염에 민감한 사람에게 알레르기 반응 일으킬 수 있다.
- 간이나 콩팥 손상 환자에게 쓸 때 주의해 투여해야 한다.
- 졸릴 수 있다.
- 진통이나 출산 시 사용은 태아의 호흡기능상실을 일으킬 수 있다.

Naloxone (나록손)

분류 마약성 길항제

상품명 나론(Narone™), 날손(Nalson™), 날록손(Naloxone™), 나록손(Naloxone™)

치료효과 및 약력학 모르핀과 같은 효능제적 효과가 없는 순수한 마약성 길항제이다. 따라서 진통, 호흡 감소, 정신 흥분, 축동의 효과가 없고, 강력한 마약성 길항효과를 가진다. 뇌에 있는 아편수용체에 마약성 분자들과 경쟁을 한다. 모르핀, 헤로인과 같은 마약성 진통제의 과용 시 나타나는 호흡기능상실을 회복시키기 위해 사용된다.

응급 사용 마약성 진통제의 효과를 되돌리기 위해: 불명의 혼수를 조절하기 위해 사용한다.

성인 용량: 0.4-2.0mg IV/IM, 2.0-2.5배 기관 내; 호흡이 돌아올 때까지 10mg까지 매 2-3분 반복투여 가능하다.

소아 용량: 0.01mg/kg IV/IM, 2.0-2.5배 기관 내; 호흡이 돌아올 때까지 10mg까지 매 2-3분 반복투여 가능하다.

약동학

흡수: 시작과 최대효과 2분 미만 IV, 2-10분 IM/ET, 지속시간 20-120분, 반감기 60-90분

분포: 태반통과

대사: 간에서 대사

배설: 소변으로 배설

금기 및 주의사항

약에 과민한 환자, 비아편계 약으로 인한 호흡부전 환자 시 금기. 임신 시 진통만 아니라면 안전하게 쓸 수 있다. 아편 마약 중독이 의심되거나 중독된 환자인 경우 조심히 사용해야 한다.

부작용

- 과도한 사용 시: 혈압 증가, 진전, 과환기, 약한 기면
- 너무 빨리 교정 시: 오심, 구토, 발한, 빠른맥

상호작용

아편계 중독의 금단증상이 나타날 수 있다. 호흡기능상실을 회복하는 양만큼만 써야 한다.

병원전 고려할 사항

- 원하는 정도에 이를 때까지 2-3분마다 0.1-0.2mg으로 천천히 직접 IV로 투여해야 한다.
- 과도한 빛을 피해 15-30℃에 보관한다.
- 몇몇 아편계 약물의 지속시간이 본 약의 지속시간보다 길 수 있으며 환자를 관찰한다.
- 호흡과 다른 활력징후를 관찰한다.
- 병원전 본 약물의 처치목적은 호흡부전을 회복시키는 것이고, 대용량을 한 번에 많이 투여하는 것은 아편계 금단증상을 야기해서 치료를 힘들게 할 수 있다.

Nesiritide (네시리타이드)

분류 심혈관계 제제, 펩타이드 호르몬

상품명 나트레코(Natrecor™)

치료효과 및 약력학 인간의 atrial natriuretic hormone(ANH)를 흉내낸, 재조합 DNA에서 생산된 human B-type natriuretic peptide(hBNP)이다. ANH는 심방의 혈압이 증가할 때 오른심방에서 분비되는 물질이다. 본 약은 ANH와 같이, 콩팥에서 소변의 나트륨 손실을 증가시키고, 희석된 대량의 소변을 만들어서, ADH를 억제한다. 본제는 또한 평활근 이완에 관여하는 cyclic nucleic acid에 결합하여 정맥이나 동맥의 이완을 야기한다. 이는 심장기능상실을 가진 환자에서 휴식 시 호흡곤란을 조절하는 데 매우 효과적이다.

응급 사용 휴식이나 최소한의 활동 시에도 호흡곤란을 호소하는 보상되지 않는 심장기능상실 환자의 급성 치료

성인 용량: 2mcg/kg IV bolus 이후 0.01 mcg/kg/min 유지

소아 용량: 지시되지 않음

약동학

흡수: 시작 15분 내, 지속시간 1시간, 반감기 18분

배설: 신장에서 여과

금기 및 주의사항

본 약에 민감한 환자, 수축기압이 90mmHg 이하인 환자, 심인성 쇼크, 심장판막 협착, 폐쇄성 심비대, 협착성 심막염과 같이 혈관확장제를 먹을 수 없는 환자, 임신 시 금기이다. ACE 억제제나 혈관확장제를 복용하고 있는 환자, 소아 환자는 주의해서 사용해야 한다.

부작용

- 일반적: 두통, 허리통증, 열, 주사부위 통증, 다리 경련
- 중추신경계: 불면, 어지럼증, 걱정, 혼동, 마비, 진전
- 심혈관계: 저혈압, 심실빠른맥, 협심증, 느린맥, 빠른맥, 심방세동, 방실결절 전도 이상
- 소화기계: 복부통증, 오심, 구토

- 호흡기계: 기침, 객혈, 무호흡
- 피부: 발한, 멍, 홍조

상호작용

없음

병원전 고려할 사항

- 치료 동안 혈역동학적 지표(혈압, 심박수, ECG)를 모니터링해야 한다. 수축기압이 90mmHg 이하 시 즉시 전문의에게 알려야 한다.
- 치료 전에 저혈압 지표를 설정해야 한다.
- 투여 중 저혈압 발생 시 투여량을 줄이거나 그만 두어야 한다. 저혈압이 교정되어야만 다시 투여할 수 있다.

Nifedipine (니페디핀)

분류 칼슘채널차단제

상품명 니피딘(Nipidine™), 아달라트(Adalat™), 니페디핀(Nifedipine™)

치료효과 및 약력학 혈장의 칼슘농도의 변화 없이 심근이나 혈관 평활근의 세포막의 칼슘이온 유입을 선택적으로 막는 칼슘채널 차단제제이다. 심근의 산소이용과 공급, 이완을 감소시키고, 동방결절이나 방실결절의 전도에 아무런 영향 없이 관상동맥의 연축을 막는다. 말초혈관저항을 감소시키고 심장박출량을 증가시킨다. 관상혈관이나 말초혈관의 이완은 베라파밀이나 딜티아젬보다 더 크다. 말초혈관저항의 감소는 말초혈관의 흐름을 증가시켜 레이몬드 현상을 치료하는 데 이 약을 쓰게 된다. class Ⅳ의 항부정맥제이다.

응급 사용 협심증에서 관상동맥관류를 증가하기 위해; 심한 고혈압을 조절하기 위해

성인 용량: 10-20mg 캡슐 SL/PO.

소아 용량: 사용되지 않음

약동학

흡수: 시작 1-5분 SL, 5-20분 PO, 최대효과 20-30분내 SL, 1-2시간 PO, 지속시간 2-5시간, 반감기 2-5시간

분포: 모유에 분포함

대사: 간에서 대사됨

배설: 75-80% 소변으로 배설됨, 15% 대변으로 대설

금기 및 주의사항

고혈압이나 저혈압 환자 시 금기

부작용

- 중추신경계: 어지럼증, 가벼운 두통, 기분변화, 쇠약, 수면장애, 뿌연 시야, 각막허혈, 균형 못 잡기, 두통
- 심혈관계: 저혈압, 안면홍조, 열감, 두근거림, 말초부종, 심근경색(드묾)

- 소화기계: 오심, 작열감, 설사, 변비, 경련
- 근골격계: 염증, 관절 경직, 근육경련
- 기타: 후두염, 쇠약, 피부염, 멍, 두드러기, 열, 발한, 오한, 코막힘, 성욕감퇴, 호흡곤란, 기침, 천명
- 과도한 용량 시: 저혈압

상호작용

β 차단제는 심장기능상실, 느린맥, 무수축과 같은 것을 증가시킬 수 있다. 본 약은 Phenytoin 독성의 위험을 증가시킬 수 있다.

병원전 고려할 사항

- 설하 투여 시 흡수되는 부위인 혀의 아래에 위치시키기 전에 캡슐에 몇 개의 구멍을 뚫어둔다.
- 심근경색 첫 1-2주 안에는 주면 안 된다.
- 빛과 습기에 노출되지 않도록 15-25℃에 보관해야 한다.
- 혈압을 잘 관찰하고, 환자가 다른 약을 먹고 있을 경우 심한 저혈압이 있을 수 있다. 90mmHg 이하 시 약을 중지하고 전문의에게 알려야 한다.
- 당뇨 환자에서 혈당을 확인해야 한다. 본 약이 혈당에 영향을 준다.

Nimodipine (니모디핀)

분류 칼슘채널 차단제

상품명 니모톱(Nimotop™), 니모디핀(Nimodipine™)

치료효과 및 약력학 몸의 다른 곳에 있는 동맥과 비교해 대뇌에 있는 동맥에 상대적으로 선택적으로 작용하는 칼슘채널차단제이다. 이는 아마 약의 지방에 잘 녹는 성격과 대뇌조직에 특별히 잘 결합하는 약의 성질 때문인 듯하다. 뇌졸중 시 대뇌 동맥의 혈관연축을 감소시킨다.

응급 사용 지주막하출혈 후 혈관연축에 의한 신경학적 결손을 개선하기 위해 사용한다.

성인 용량: IV: 첫 2시간 동안 매시간 1.0mg; 2시간 후, 매시간 IV 2.0mg까지 증가시킴

소아 용량: 어린이에서 안전성을 아직 확정되지 않았음

약동학

흡수: 위장관에서 흡수됨, 최대효과는 1시간 내, 반감기 8-9시간

분포: 혈액뇌관문 통과, 아마 태반통과 가능, 모유에 분포함

대사: 85%는 간, 15%는 콩팥에서 대사

배설: 50% 이상이 소변, 32%는 대변으로 배설

금기 및 주의사항

없음

부작용

- 중추신경계: 두통

- 심혈관계: 저혈압
- 소화기계: 출혈, 간기능 검사에서 수치증가

상호작용

다른 칼슘채널 차단제와 병용 시 저혈압 효과가 증가할 수 있다.

병원전 고려할 사항

- 환자가 삼키기 힘들어하면 18게이지 바늘로 캡슐의 양 끝에 구멍을 내고 내용물을 주사기로 꺼내서 경구 튜브에 넣고 생리식염수 30㎖로 씻어준다.
- 약이 PVC와 반응하므로 승인된 용기나 유리병만 사용한다.
- 약 주기 전에 최고 맥박을 알고 있고, 60회 이하가 되면 약을 끊고, 전문의에게 알린다.
- 약의 부작용을 자주 관찰한다.
- 고령환자에서 어지럼증이나 가벼운 두통을 자주 체크한다. 저혈압 가능성이 높아진다.

Nitroglycerin (니트로글리세린)

분류 혈관확장제

상품명 니트로링구알(Nitrolingual™), 니트세린(Nitcerin™), 밀리스롤(Millisrol™), 페링가니트(Perlinganit™)

치료효과 및 약력학 유기 질산염으로 항협심증, 항허혈, 항고혈압효과를 가지고 있는 강력한 혈관확장제이다. 용량에 비례하게 정맥, 동맥 혈관의 이완과 같은 혈관 평활근을 이완시킨다. 또한 말초혈관의 채움, 말초저항 감소, 심장의 정맥귀환의 감소 효과가 있다. 좌심실 전부하와 후부하가 모두 감소하고 심근산소소비와 요구가 감소한다. 치료용량에서는 수축기, 이완기 평균 혈압을 감소시킨다. 심박수는 대부분 조금 증가한다.

응급 사용 관상동맥 관류를 증가시키고 협심증, 급성 심근경색에서 흉통을 감소시키기 위해; 급성 폐부종에서 전부하를 감소시키기 위해

성인 용량: 0.4mg SL, 3번까지 3-5분마다 반복가능; 0.5-1 연고로; 0.4mg SL 스프레이 25분에 3번까지

소아 용량: 사용되지 않음

약동학

흡수: 시작 1-3분 SL, 30분 피부, 최대효과 5-10분 내 SL, 지속시간 20-30분 SL, 3-6시간 피부, 반감기 1-4분

분포: 광범위하게 분포, 모유에 분포하는지는 아직 모름

대사: 간에서 대사

배설: 소변으로 불활성화되어 배설

금기 및 주의사항

약에 과민한 환자, 질산염에 내성이 있는 환자; Sildenafil 복용하는 환자, 심한 빈혈; 머리손상, 두개내압 상승; 녹내장은 금기, 쇼크환자에 투여하지 않는다.

부작용

- 중추신경계: 두통, 뿌연 시야, 쇠약, 어지럼증, 현기증
- 심혈관계: 저혈압, 두근거림, 빠른맥, 협심증 증가, 실신, 순환계 허탈
- 소화기계: 오심, 구토, 비자발적 대소변, 복부통증, 구강건조
- 피부: 홍조, 발적과 같은 피부 혈관확장, 피부염, 접촉성 피부염; 연고에 의한 알레르기 반응
- 기타: 근육 뒤틀림, 창백

상호작용

알코올과 항고혈압제제는 저혈압효과를 강화시킨다. 본 약은 β 차단제와 같이 사용할 때 기립성 저혈압을 발생시킬 수 있다. 실데나필을 먹는 환자는 심장에 심한 문제가 발생할 수 있다.

병원전 고려할 사항

일반적

- 전체 환자의 약 50%가 가볍거나 심한 두통을 경험한다. 환자를 평가하고 진통제나 용량조절을 위해 전문가에게 문의하는 것이 필요하다.
- 일시적 두통은 본 약을 먹고서 약 5분 동안 지속된다. 20분 이상을 지속하지는 않는다.
- 자세에 따른 저혈압은 소량에서도 발생할 수 있다. 환자는 어지럼증이나 쇠약을 호소할 수 있다. 고령이나 쇠약한 환자에서 보행 시 감독이 필요하다.

- 실데나필(비아그라)을 복용한 환자는 저혈압이 발생할 수 있으므로 주의해야 한다.
- 과용량 시 증상은 저혈압, 빠른맥; 발열, 홍조된 피부가 차고 창백해진다; 두통, 두근거림, 혼동, 오심, 구토, 중등도 발열; 조직 저산소증은 혼수, 발작, 심혈관계 붕괴, 호흡곤란으로 사망도 가능하다.

설하정

- 협심증 통증이 있을 때 앉거나 기대도록 환자를 교육하고 혀 밑이나 구강에 정제를 둘 수 있도록 교육한다.
- 정제가 자연스럽게 녹게 놔두도록 하고 완전히 녹을 때까지 삼키지 않도록 교육한다. 구강이 건조한 환자의 경우 약을 먹기 전에 물 한 모금을 마시거나 혀 밑에 1mℓ의 식염수를 위치시키도록 한다.
- 정제 1알로 통증이 가시지 않을 경우 5분의 간격을 두고 추가로 1정제를 더 복용한다. 하지만 15분 동안 3알 이상 복용하는 것은 안 된다. 필요 이상으로 정제를 더 복용할 경우 전신적 저혈압이 발생하여 관상동맥의 혈류량이 감소하게 될 수 있다.
- 본정제가 이상없는지 항상 확인해야 한다. 공기나 빛에 노출 시 약은 효과가 없어지기 시작한다.

설하분무

- 흔들지 말고 혀 아래에 분사한다. 스프레이를 흡입하지 않는다.

- 3번 복용량이 최대로 5분마다 반복할 수 있다.
- 삼키기 전에 적어도 10초간 기다린다.

경피

- 패치에 처방받은 용량을 짜서 바른다. 연고 쪽을 아래로 하고 원하는 곳에 붙인다. 5.5cm에서 9cm까지 털이 없는 피부부위에 붙인다. 투명한 랩으로 싸고, 테이프로 감는다. 손으로 연고를 바르지 않는다.
- 연고가 들어있는 통이 꽉 닫혔는지 확인하고 시원한 곳에 보관한다.
- 피부를 통한 치료를 시작하기 전 앉아 있는 상태에서 환자의 기저 혈압과 심박수를 확인한다.
- 시야가 뿌옇거나 구강건조를 확인하고 보고한다.
- 약 투여와 함께 패치에 의한 접촉성 피부염, 연고에 의한 두드러기와 같은 반응이 있는지 확인하고 보고한다.

Nitrous Oxide (아산화질소)

분류 전신마취제

상품명 Dolonox(UK), Entonox(UK, Can, Aus), Nitronox

치료효과 및 약력학 아산화질소는 전신흡입마취제로 마취제의 중요한 부가제이다. 냄새가 나지 않고 비폭발성의 가스로 상대적으로 낮은 마취효과와 근이완 성격을 가지고 있다. 이것은 강한 진통효과를 가지고 있다. nitronox는 50% 아산화질소와 50% 산소의 혼합제제이다. 이것은 투여 중지 시 2-5분 안에 효과가 쉽게 없어지는 중추신경계 진정제이다. 이것은 통증조절이나 저산소증을 감소시키기 위해서 등 많은 상황에서 사용한다.

응급 사용 근골격계 근원(특히 골절)의 통증, 화상, 허혈성 심장 통증, 과호흡증을 포함하는 극심한 불안 상태를 완화시키기 위해

성인 용량: 통증이 완화될 때까지 계속 흡입

소아 용량: 성인과 같다.

약동학

흡수: 시작, 최대효과, 지속시간 2-5분

분포: 일반적으로 모든 신체에 분포

배설: 빠르게 폐에서 배설됨, 피부나 모유로 소량이 배설됨.

금기 및 주의사항

언어로 지시를 내리는 것을 이해하지 못하는 환자. 알코올이나 다른 약에 중독된 환자, 머리손상으로 정신상태가 변한 사람. COPD 환자는 두 가지 이유로 사용하지 말아야 한다. 첫째, 만약 저산소에 빠지면, 50% 산소는 호흡저하나 부전을 야기할 수 있다. 둘째, 많은 COPD 환자들이 폐에 수포가 있는데 아산화질소가 이러한 사강에 들어가서 부을 수 있다. 부어오른 수포는 터져서 공기가슴증을 야기할 수 있다. 이와 같은 이유로 가슴우리에 손상을 입은 환자도 투여할 수 없다. 단순 공기가슴증도 매우 악화될 수 있기 때문이다. 또한 위장관

폐쇄 환자에도 투여할 수 없다.

부작용

중추신경계: 어지럼증, 가벼운 현기증, 정신상태의 변화, 환각

소화기계: 오심, 구토

상호작용

마약이나 진정제, 수면제, 알코올 같은 중추신경계 진정제의 효과를 강화시킬 수 있다.

병원전 고려할 사항

- 환기가 잘되는 곳에서만 사용해야 한다.
- 구급차에서 사용될 때, 환기시스템이 갖춰져야 한다.

Norepinephrine (노르에피네프린)

분류 교감신경흥분제

상품명 노르아드레날린(Noradrenalin™), 노르에피린(Norepirin™), 노르핀(Norpin™), 큐프린(Quprin™)

치료효과 및 약력학 신체의 카테콜아민으로 에피네프린처럼 직접 작용하는 교감신경 흥분계 아민이다. 본 약은 직접적으로 현저하게 α 수용체에 작용한다; 심장을 제외한 β 수용체에는 거의 작용하지 않는다. 약물의 주요한 치료효과는 혈관수축과 심장 자극이다. 약물은 혈관의 저항과 전기용량에 매우 강력한 혈관수축제 작용을 한다. 말초 혈관

수축과 중등도 심장에 대한 근육수축 자극은 수축기 이완기 압의 상승과 심근 산소 요구, 관상동맥 혈류, 심장의 일을 증가시킨다. 심박출량은 혈압에 따라 매우 다양하다.

응급 사용 다른 교감신경흥분제에 반응하지 않는 환자의 급성 저혈압 상태에서 혈압을 유지하기 위해 (신경성 쇼크)

성인 용량: 혈압에 따라 0.5–30mcg/min IV

소아 용량: 0.01mcg/kg/min(거의 사용되지 않음)

약동학

흡수: 시작, 최대효과는 매우 빠르다. 지속시간 투여 종료 뒤 1–2분

분포: 교감신경말단에 분포, 태반 통과함

대사: 카테콜-오-메틸전이효소(COMT)나 모노아민산화효소(MAO)에 의해 간이나 다른 조직에서 대사됨

배설: 소변으로 배설됨

금기 및 주의사항

응급상황을 제외하고는 저용량 상태에서 단독치료로는 금기됨. 고혈압, 갑상선 기능항진증, 심한 심장병, 고령, 모노아민산화효소억제제(MAOI) 치료 14일 이내인 환자, 삼환계항우울제(TCA) 복용 환자 시 사용주의.

부작용

- 중추신경계: 두통, 안절부절못함, 흥분, 진전, 어지럼증, 쇠약, 불면
- 심혈관계: 두근거림, 고혈압, 반사적 느린맥, 치명적인 부정맥(과

용량 시)

- 호흡기계: 호흡의 어려움
- 피부: 창백, 주사부위의 조직 괴사(혈관 외 배설 시)
- 사용연장 시: 혈장 볼륨 감소, 부종, 출혈, 장, 간, 콩팥 괴사
- 과용량이나 개인 민감성: 뿌연 시야, 광과민성, 고혈당증, 인후통증, 발한, 구토, 심한 고혈압, 격렬한 두통, 뇌출혈, 발작

상호작용

α, β 차단제가 혈압증진효과를 길항한다. 삼환계항우울제(TCA)는 혈압증진효과를 강화시킬 수 있다.

병원전 고려할 사항

- 생리식염수 용액만의 노르에피네프린 투입은 추천되지 않는다. Dextrose는 산화를 막아주는 데 사용된다. 1000㎖에 4mg 앰플을 희석시켜 4mcg/㎖ 정도로 맞춘다.
- 변색되거나 침전물이 있을 경우 사용하지 않는다. 빛으로부터 보호해야 한다.
- 처음 투입 속도는 0.5-1.0mcg/min이다; 그러고 나서 혈압을 유지하기 위해 점적한다. 투입 펌프가 사용된다. 특별한 가이드라인을 위해 전문가에게 의뢰한다.
- 혈관 외 배설의 위험성은 만약 투입이 플라스틱 카테터를 통해 정맥에 깊게 주입되면 매우 현저하게 줄어든다.
- 흐르는 속도는 계속 모니터 되어야 한다. 투입부위를 자주 체크한

다. 혈관 외 배설의 증거가 있으면 즉시 보고한다; 주사부위가 차고, 딱딱하게 부어오른다.

- 치료가 계속적이지 않다면, 투입속도는 점점 늦춰져야 한다. 갑자기 끊으면 안 된다.
- 노르에피네프린을 투여받는 동안 환자는 계속 관찰되어야 한다. 시작 전에 기저혈압과 맥박을 체크하고 원하는 수준까지 안정화될 때까지 약 투여 시작부터 2분마다, 그러고 나서 약 투여하는 동안 5분마다 체크한다.
- 정상 혈압 환자는 혈압을 약간 낮은 정상치(80-100mmHg 수축기)를 유지하도록 조절되는 것이 추천된다. 전에 고혈압 환자는 수축기가 전의 수축기 수준보다 40mmHg보다 더 높게 조절되지 않도록 추천된다.
- 활력징후와 함께 정신상태와 말단의 피부 온도, 색깔(특히 입술, 손톱 밑)을 유심히 관찰하고 기록한다.
- 과용량 투여의 증상일 수 있는 두통이나 구토, 심계항진, 부정맥, 흉통, 광선 공포증, 뿌연 시야와 같은 환자의 불평에 주의를 기울여야 한다.
- 활력징후를 계속 모니터하고 순환상의 부적절성을 보이는 임상적 징후로 인한 치료의 중단 후에 환자를 면밀히 관찰해야 한다.
- 혈관 외 배설은 α 차단제인 phentolamine의 치료가 요구된다. 5-10 mg을 10mℓ의 생리식염수에 희석해서 의심되는 곳에 투여해야 한다.

Olanzapine (올란자핀)

분류 항정신병약, 선택적 세로토닌 재흡수 억제제(SSRI)

상품명 올자핀(Olzapine™), 자이프렉사(Zyprexa™)

치료효과 및 약력학 항정신병적 효과는 세로토닌과 도파민 수용체들 간의 상호 길항작용 때문으로 생각된다. 올란자핀은 중추신경계의 시냅스 전의 뉴런의 세로토닌과 도파민의 재흡수를 억제한다. 그것은 α 수용체를 길항하고 결과적으로 기립성 저혈압의 부작용이 나타난다.

응급 사용 정신병의 치료, 양극성장애의 치료, 급성 흥분의 조절

성인 용량: 10mg IM(고령에서는 5mg까지 감소)

소아 용량: 안전성과 효과에 대해서 아직 확립되지 않음.

약동학

흡수: 시작 15분 내 IM, 최대효과 6시간 내, 반감기 21-54시간

분포: 93% 단백질에 묶여 있음, 동물의 경우 모유로 분비됨(사람은 아직 밝혀지지 않았음).

대사: 간에서 대사됨.

배설: 아마 57%가 소변, 30%는 대변으로 배설됨.

금기 및 주의사항

치매유발 정신병 때문에 섬망이 있는 환자에서는 쓰지 말아야 함. 올란자핀에 과민한 환자, 혼수, 심한 중추신경계 저하, 지발성 안면마비, 유아, 임신 시 금기이다. 심혈관질환, 신경병, 뇌졸중, 뇌혈관 질환, 파킨슨병, 치매, 발작의 경력, 저혈압에 걸리기 쉬운 조건(탈수,

저용량), 실신의 경력, 유방암 경력, 당뇨, 전립선 비대, 간, 콩팥 손상, 간독성 약의 복용, 황달, 흡인성 폐렴에 걸리기 쉬운 경우 사용에 주의해야 한다. 치매를 가진 고령의 환자에서 뇌졸중의 위험이 증가할 수 있다. 자살가능성이 높은 환자, 18세 이하 아이에서 안전성 및 효과가 정립되지 않았다.

부작용

- 일반적: 체중증가, 열, 등과 가슴의 통증, 말초와 하지 부종, 관절통, 월경전증후군
- 중추신경계: 어지럼증, 두통, 불면, 신경증, 적대감, 흥분, 인격장애, 진전, 기분 좋음, 추체외로 증상, 지연성 안면마비
- 심혈관계: 자세에 따른 저혈압, 저혈압, 느린맥
- 특이감각: 약시, 다래끼
- 소화기계: 복부통증, 변비, 입안건조, 식용증가, 침흘림과다, 오심, 구토, 간기능 검사의 증가
- 대사: 고혈당증, 당뇨
- 비뇨기계: 월경전증후군, 혈뇨, 요실금
- 호흡기계: 비염, 기침, 인후염, 호흡곤란
- 피부: 발진

상호작용

항고혈압제제의 저혈압 효과를 강화시킬 수 있다. 다른 중추신경계 약, 알코올의 효과를 상승시킬 수 있다. carbamazepine, omeprazole, rifampin은 올란자핀의 대사와 청소율을 증가시킬 수 있다. fluvoxamine은 올란자핀의 대사와 청소율을 방해할 수 있다.

병원전 고려할 사항

- 주기적으로 혈압과 심박수를 관찰한다. 특히 격렬한 운동이나 극심한 열, 다른 항콜리너직 약의 치료를 받는 것과 같은 상황에서의 체온을 관찰한다.
- 특히 고령이나 선천적으로 손상을 입은 환자에서 간질을 관찰한다.
- 당뇨인 경우 혈중 당 수치를 관찰한다.
- 비전형 정신병약(zyprexa와 같은)으로 치료받고 있는 치매관련 정신병을 가진 고령환자는 사망 위험성이 증가하므로 이러한 약을 사용하면 안 된다.

Oxygen (산소)

분류 기체

상품명 oxygen

치료효과 및 약력학 맛, 냄새, 색이 없는 삶에 꼭 필요한 가스이다. 호흡기계를 통해 몸에 들어오고 적혈구에서 발견되는 헤모글로빈에 의해 세포 안으로 운반된다. 산소는 포도당을 유용한 에너지 형태로 유효하게 분해하기 위해 필요하다. 풍부한 산소의 공급은 폐포에 산소농도를 증가시키고, 이용 가능한 헤모글로빈의 산소포화도를 증가시킨다.

응급 사용 저산소가 의심되는 상황을 조절하기 위해

성인 용량: 환자가 저산소일 경우 100%

소아 용량: 성인과 같다.

약동학

흡수: 시작 즉시, 최대효과 1분 이내, 지속시간 2분 미만

금기 및 주의사항

금기는 없다. 저산소 경향을 가지고 있는 COPD 환자에서는 주의해야 한다. 만약 이러한 환자들이 고농도 산소로 호흡저하로 고생한다면 양압 환기장비가 필요하다. 저산소 환자에서 병력이나 진단에 상관없이 산소공급을 멈추면 안된다. 신생아의 분만지연에서 고농도산소는 유아의 눈을 손상시킬 수 있다. 이것은 거의 병원전 처치에서 관심이 없는 것이나 고려해야 한다. 6L/min 이상의 속도로 주입되는 산소는 상부호흡기계의 점막의 건조를 막기 위해 습기를 보충해줘야 한다. 헤모글로빈의 산소포화도를 모니터하기 위해 맥박산소측정기를 사용하라. 이것은 환자의 산소운반상태를 가장 쉽게, 정확히 알려주는 장비이다.

부작용

- 호흡기계: 점막의 건조, 상부호흡기계의 자극

상호작용

몇몇 제초제(paraquat, diaquat와 같은)의 독성을 증가시킨다.

병원전 고려할 사항

산소운반 시스템을 제시되는 상황과 원하는 농도에 따라 사용한다.

Device	Flow rate	Concentration
nasal cannula	1-6L/min	24-44%
simple face mask	8-10L/min	40-60%
venturi mask	4-12L/min	24-50%
partial rebreather	6-10L/min	35-60%
non-rebreather	6-15L/min	60-90%
BVM with reservoir	10-15L/min	40-90%
demand valve	10-15L/min	100%

Oxytocin (옥시토신, Pitocin)

분류 호르몬

상품명 옥시토신(Oxytocin™), 옥시톤(Oxiton™)

치료효과 및 약력학 뇌하수체 후엽에서 분비되는 oxytocin과 약동학적으로 동일한 물에 녹는 합성 폴리펩티드이다. 근원섬유에 직접 작용함으로써 정산 분만의 특징인 국면별 수축을 야기한다. 또한 모유배설을 촉진하고, 따라서 모유의 속도(양이 아니다)가 증가한다. 자궁의 옥시토신에 대한 민감성은 임신주수 동안 증가하고 분만 전에 급격히 올라간다. 옥시토신은 진통을 유발하는 데 사용된다.

응급 사용 분만 후 출혈의 조절을 위해

성인 용량: 태반을 분만한 뒤에 3-10U IM; 출혈의 심각성 정도에 따라 1000㎖의 D5W나 생리식염수에 10-20U IV 투여

소아 용량: 사용되지 않음

약동학

흡수: 시작 즉시 IV, 3-7분 IM, 지속시간은 1시간까지 IV, 2-3시간 IM, 반감기 3-5분

분포: 세포외 수액을 통해 분포함, 소량은 태반을 통과함

대사: 빠르게 간과 콩팥에서 파괴됨

배설: 소량이 바뀌지 않은 채로 소변으로 배설됨

금기 및 주의사항

분만 전에 병원전 처치로 금기됨. 옥시토신에 과민한 환자도 금기됨. 분만 전에 투여되면 옥시토닌은 심각한 저산소증과 질식, 부정맥, 머리뼈내 출혈을 일으킬 수 있다.

부작용

- 중추신경계: 지주막하 출혈, 흥분
- 심혈관계: 분만 후 출혈, 심장율동기능상실, 골반 혈종, 저혈압, ECG 변화, PVCs, 심장 앞부분 통증, 부종, 고혈압성 삽화, 심혈관 연축
- 호흡기계: 호흡곤란

- 소화기계: 오심, 구토
- 대사: 항이뇨 호르몬효과
- 피부: 피부의 청색증, 발적

상호작용

혈관수축제는 심한 고혈압을 야기할 수 있다.

병원전 고려할 사항

- 아이와 태반이 분만되고 자궁에 추가적인 태아가 없다는 것을 확인해야 한다.
- 옥시토닌은 한 번에 한 개 이상의 루트로 절대 투여되면 안 된다.
- 분만 중에 IM 옥시토닌은 삼각근 근육에 가장 쉽게 깊게 투입하는 것이다. 쉽게 흡수되는 데 도움을 주기 위해 주사부위를 마사지하라.
- IV 투입을 위해 옥시토닌을 희석 시 약이 용액에 잘 섞이도록 용기를 흔들어 사용한다.
- IV 준비: 분만 후 출혈을 위해 10-50mU/mℓ을 주기 위해 1L의 D5W나 생리식염수에 옥시토신 10-40U를 추가한다.
- 계속적으로 투입함으로써 희석된 IV 용액을 적절히 투여한다.
- 옥시토신 용액을 냉장고에 보관한다. 하지만 얼리면 안 된다.
- 기저부는 첫 출산 후 몇 시간 동안 자주 확인하고 그 이후에도 매일 몇 번씩 확인해야 한다.
- 과민성과 알레르기 반응의 발생률은 IV로 infusion할 때보다 IM이나 IV로 투여할 때 더 높다.

Pancuronium Bromide (판크로늄)

분류 근이완제

상품명 Pavulon

치료효과 및 약력학 기관내삽관을 용이하게 하는 curare의 합성유도체이다. 시냅스후막에서 Ach 수용체에 경쟁적으로 결합하여 근섬유를 마비시킨다. curare보다 5배나 강력하면서 히스타민 분비나 신경절 억제 효과는 적어서 기관수축이나 저혈압을 덜 유발한다. succinylcholine처럼 initial depol wave를 일으키지도 않는다.

응급 사용 기관내삽관을 용이하게 하기 위해 사용

성인 용량: 0.04-0.1mg/kg IV

소아 용량: 성인과 동일

약동학

흡수: 30-45초에 시작 3-5분 내에 최고효과, 30-60분간 지속, 반감기 2시간

분포: 모든 조직과 세포외액에 분포함, 태반 소량 통과

대사: 소량 간에서 대사

배설: 주로 소변으로 배설

금기 및 주의사항

금기: bromide에 과민성 있는 자

주의사용: 쇠약한 자, 중증근무력증환자, 폐, 간, 콩팥질환자, 수분 전해질 이상

부작용

- 중추신경계: 골격근 약화, 호흡기능상실
- 심혈관계: 맥박증가, 혈압증가, 심실외수축, 정맥을 따라 작열감
- 소화기계: 침 흘림

상호작용

lidocaine-다른 신경근억제제는 pancuronium의 억제효과를 증진시킨다. 이뇨제는 증가 혹은 감소시킨다. 리튬은 신경근억제제의 지속시간을 길게 한다. narcotics는 호흡기능상실을 일으킬 가능성이 있다. succiny은 신경근억제제의 시작과 정도를 증가시킨다. 페니토인은 신경근억제제의 전환에 저항성을 증가시킨다.

병원전 고려할 사항

희석하지 않은 채로 30-90초에 걸쳐 정맥주사

2-8℃에 냉장 보관, 얼리지 않는다.

다른 근육의 약화가 있는지 관찰한다. 혈압과 활력징후를 모니터한다.

말초신경자극제를 pancuronium의 효과의 평가와 신경근기능의 회복의 모니터에 이용될 수 있다.

주사 전 소생장비를 미리 준비해 놓는다.

이 약제는 m/s와는 아무런 연관이 없다. 의식이 있는 환자에게 사용할 때에는 진정수면약제를 미리 사용한다.

Phenobarbital (페노바르비탈)

분류 항전간제

상품명 페노바르비탈(Phenobarbital ™), 루미날(Luminal ™)

치료효과 및 약력학 long - actin 바비투레이트이다. 수면진정효과는 망상체의 억제기능을 통해 대뇌피질의 전도를 방해하여 나타난다. 마취효과는 없고 소량으로는 통증을 자극할 수 있다. 중추신경계 억제는 투여량, 투여방법, 신경체계의 흥분 정도, 약의 불내성에 따라 진정부터 혼수상태까지 된다. 운동피질자극의 역치를 높여서 간질발작의 전파를 막는 효과도 있다.

응급 사용 간질, 급성 불안의 조절

성인 용량: 100-300mg slow IV/IM

소아 용량: 6-10mg slow IV/IM

약동학

흡수 3-30분에 시작, 30분 이내 최고효과, 4-6시간 지속, 반감기 2-6일

분포: 20-45% 단백질과 결합, 태반통과, 모유에 포함됨

대사: 간에서 산화되어 불활성화됨

배설: 소변으로 배설

금기 및 주의사항

금기: 바비투레이트에 과민성 있는 자

주의사용: 간, 콩팥, 심장, 호흡기계 기능 이상자, 알레르기 과거력,

고령, 쇠약한 자, 열, 갑상선항진증, 당뇨, 심각한 빈혈, 분만 중, 수유 중, 부신기능상실증

부작용

- 중추신경계: 졸림, 악몽, 불면증, 두통, 불안, 사고장애, 어지러움, 안구진탕, 불안감, 발작적흥분, 과장된 행동, 혼돈, 우울, 과하게 흥분상태, 운동실조증, 중추신경계억제, 혼수상태, 사망
- 심혈관계: 느린맥, 실신, 저혈압
- 호흡기계: 호흡기능상실
- 소화기계: 오심, 구토, 변비, 설사, 상복부통증
- 과민반응: 발진, 혈관신경 부종, 열, 두드러기, 저환기, 무호흡, 기관지수축, 순환허탈
- 주사부위: 혈전, 괴사, 동통, 발적. IV: 기침, 딸꾹질, 후두경련
- 기타: 간 손상, 저칼슘혈증

상호작용

알코올과 다른 중추신경계 억제제는 중추신경계 억제를 심화시킨다. 경구항응고제의 흡수를 저하시키고 대사를 증가시킨다. 스테로이드, 경구피임약, 항전간제, 디지톡신 등의 대사를 증가시켜 효과를 감소시킨다. 항우울제는 페노바비탈의 부작용을 심화시킨다.

병원전 고려할 사항

- 근육내주사는 큰 근육의 깊은 부분에 주사한다. 5mℓ 이상 주사하지 않는다.

- 시판되는 약제를 희석하여 사용한다. 색깔이 맑지 않을 때에는 폐기처분한다.
- 정맥주사 준비: 주사기에 증류수와 약제를 천천히 섞는다. 적어도 10mℓ 정도 희석하며 섞은 후 5분 후에도 맑지 않다면 폐기처분한다.
- 정맥주사는 60mg/min을 초과하지 않는다.
- 과도한 정맥주사는 치부조직을 괴사시켜 피부이식이 필요하다. 주사부위를 자주 확인한다.
- 과량으로 사용되는 환자는 진정효과가 너무 과하지는 않은지 적어도 30분 간격으로 관찰한다.
- 정맥투여 중에는 환자를 지속적으로 지켜보며 적어도 1시간마다 활력징후를 기록한다.
- 바비투레이트는 마취효과가 없다. 통증이 있는 환자에게 투여할 시 불안을 야기한다.
- 노쇠한 환자와 소아에게는 모순적인 반응을 보인다. 과도한 흥분이나 과민성, 우울, 혼돈 등의 증상이 나타날 때에는 즉시 보고한다. 고령환자에게는 낙상, 과민한 행동, 우울효과에 대해서 보호조치를 취한다.
- 바비투레이트는 다른 약제의 대사를 증가시켜 효과를 떨어뜨리게 된다. 다른 약제에 바비투레이트가 추가될 때에는 주 약제의 효과에 대해 면밀히 관찰한다.

Phenytoin (페니토인)

분류 항전간제

상품명 페니토인(Phenytoin™), 쎄레빅스(Cereblx™), 페니톤(Peniton™), 히단토인(Hydantoin™)

치료효과 및 약력학 페니토인은 페노바비탈과 화학적으로 비슷한 hydantoin 전구체이다. 항전간효과의 정확한 기전은 모르지만 운동피질 내의 전기적 전파와 빈도, 전압을 낮추어 간질발작의 활성을 막는다. 또한 리도카인과 유사한 class Ib 항부정맥제의 특성을 갖기도 한다. 비정상적인 조직에서는 페니토인은 디지털리스로 인해 낮아진 방실 전도의 속도를 높이고 불응기를 증가시키고 심실 조율 자동성을 억제하여 비정상 심실 근섬유에서 느리게 전도하게 하거나 비정상 심실근에서의 전도를 완전 차단 시킨다.

응급 사용 간질발작의 조절

성인 용량: 10-15mg/kg slow IV

소아 용량: 8-10mg/kg slow IV

디지털리스 중독으로 인한 부정맥의 전환

성인 용량: 100mg slow IV 5분에 걸쳐, 최대 1,000mg까지 사용

소아 용량: 3-5mg/kg slow IV

약동학

흡수: 3-5분 시작, 1-2시간 이내 최고효과 반감기 22시간

분포: 95% 단백질과 결합, 태반통과, 소량의 모유에 포함

대사: 간에서 대사되어 불활성화됨

배설: 콩팥에서 배설

금기 및 주의사항

금기: hydantoin 계열에 과민성이 있는 자, 저혈당으로 인한 간질, 느린맥, 완전 심장차단, 아담스톡증후군

주의사용: 간, 콩팥기능상실, 알코올중독, 저혈압, 심장차단, 느린맥, 심각한 심근 기능 상실, 고령, 쇠약, 당뇨, 고혈당, 호흡기능상실

부작용

- 중추신경계: 안진, 가면, 운동실조, 어지러움, 혼돈, 진전, 불면증, 두통, 발작
- 심혈관계: 느린맥, 저혈압, 심혈관수축, 심실세동, 혈전염
- 눈: 광공포증, 결막염, 복시, 시야 흐림
- 소화기계: 오심, 구토, 변비, 상복부복통, 삼킴곤란, 미각상실, 체중감소, 간염, 간괴사
- 대사: 열, 고혈당, 당뇨, 체중증가, 부종
- 피부: 두드러기, 가동성 있는 발진, 물집, 화농성 피부염, 각질화, 신생아 출혈
- 기타: 급성콩팥기능상실, 급성폐렴, 폐섬유화, 림프절 침범

상호작용

알코올은 페니토인의 효과를 낮춘다. 다른 항전간제 약물은 페니토인 레벨을 낮출 수도 높일 수도 있다. 경구항응고제의 대사를 증가시켜

흡수를 줄인다. 스테로이드, 경구피임제, 니솔디핀의 대사를 증가시켜 효력을 떨어뜨린다. 아미오다론은 페니토인의 농도를 증가시킨다. 항결핵제는 페니토인 농도를 낮춘다.

병원전 고려할 사항

- 정맥주사: 1분에 걸쳐 50mg을 바로 주입한다. 보통 지속적 주입을 하지 않는다.
- 주사 동안 주사부위의 침윤을 막기 위해 잘 관찰한다. 국소적인 연조직의 불편함은 조직의 파괴 같은 심각한 것일 수 있다. 고령 여성일 경우 특히 말초혈관질환자에서는 고위험군이 될 수 있다.
- 국소적 정맥 가려움증을 최소화하기 위해 카테터나 바늘을 통해 N/S을 먼저 주사 후 주사한다.
- 정맥주사 제제의 부작용을 감소시키기 위해 노인, 중증환자, 쇠약한 환자, 간질환자에게는 일반성인 용량보다 낮은 양으로 주사한다. 2-3분간 50mg 이하로 주사한다.
- 약간 노르스름한 약제가 사용가능하다. 침전물은 냉장 보관으로 인해 생긴 경우가 많고 천천히 가온시킨다. 불투명한 약제는 주사하지 않는다.
- 15-30℃의 빛이 노출되지 않는 공간에 보관한다.
- 독성과 치료효과 사이의 용량의 범위는 매우 좁다. 지속적인 활력징후와 증상의 모니터가 필요하다. 호흡기능상실의 징후를 살핀다. 만약 환자가 고령, 심질환자면 지속적인 심장 모니터가 필요하다.

- 신경학적 부작용이 있는지 관찰한다. hand O_2, 아트로핀, 바소프레서, 인공호흡기, 발작예방 장치를 한다.
- 페니토인은 5% 포도당과 희석하여 사용하지 않는다.

Physostigmine (피조스티그민)

분류 부교감신경자극제

상품명 Antilirium

치료효과 및 약력학 Ach를 파괴하는 콜린에스터라아제를 막는 작용을 한다. 그 결과 Ach가 증가하고 부교감신경작용이 지속된다. 이러한 작용은 아트로핀, 스코폴라민, 벨라도나 같은 식물에 함유된 항콜린성약제 등의 과용의 해독제로 쓰일 수 있다. 삼환계항우울제(TCA)의 과용도 콜린에스터라아제의 작용을 막으므로 삼환계항우울제(TCA) 과용 때에도 이 약제가 쓰일 수 있다. 삼환계항우울제(TCA) 과용은 심장전도를 방해하여 부정맥을 일으킬 수 있다. 콜린에스터라아제를 막음으로써 심장의 자동성을 감소시키고 전도성과 점액분비 동공축동의 효과를 감소시킬 수 있다.

응급 사용 삼환계항우울제(TCA) 중독으로 인한 중추신경계, 심장효과의 전환, 아트로핀, 스코폴라민, 유사한 항콜린제의 중추신경계 독성의 전환

약동학

흡수: 점막, 근육, 피하에서 바로 흡수. 3-8분에 시작, 0.5-5시간 지속, 반감기 15-40분

분포: 혈관뇌장벽을 통과

대사: 콜린에스터라아제에 의해 혈장에서 대사

배설: 아직 밝혀지지 않았으나 소량은 소변에서 배설됨

금기 및 주의사항

금기: 천식, 당뇨, 가스괴저, 심혈관질환자, 협각녹내장

침 흘림, 구토, 느린맥의 증가 같은 심각한 부교감신경 증상이 있을 때에는 약을 줄이고 아트로핀을 투여하여 증상을 없앤다.

부작용

- 급성 독성 증상: 콜린성위기
- 중추신경계: 불안정, 환각, 연축, 진전, 발한, 쇠약감, 운동실조, 발작, 두통
- 호흡기계: 호흡마비, 폐부종
- 심혈관계: 느린맥, 저혈압
- 눈: 축동, 눈꺼풀 떨림, 눈물, 시야 흐림
- 소화기계: 소변증가, 대변증가

상호작용

아트로핀, 항우울제, 항히스타민제, 페노타이아진 같은 항콜린성약제는 피조스티그민의 효과에 길항한다.

병원전 고려할 사항

- 병원전 상황에서는 잘 사용되지 않는다.
- 천천히 희석되지 않은 채로 직접 정맥주사한다. 1mg/min 초과하지 않는다. 빠르고 과량의 주사는 콜린성 위기를 야기한다.
- 아트로핀중독환자에서는 의식상태와 활력징후를 관찰한다. physostigmine은 빨리 파괴되므로 1-2시간 이내에 섬망, 혼수상태에 빠지게 된다. 반복 투여가 필요하다.
- physostigmine의 과민성으로 보이는 중추신경계 관련 부작용이 있는지 면밀히 관찰한다.
- 응급상황을 대비해 아트로핀의 주입을 준비해 둔다.
- 비경구 혹은 입안으로 투여 시 이러한 증상이 있으면 즉시 중지하고 용량을 줄인다.

  –과도한 침 흘림, 구토, 다뇨, 설사, 과도한 발한, 오심

Pralidoxime (프랄리독심)

분류 콜린에스터라아제 재활성

상품명 파무에이(Pam-A™)

치료효과 및 약력학 phosphate esters에 의해 억제된 콜린에스터라아제를 수용체 결합부위에 효소를 대체하면서 재활성화시킨다. 자유효소는 축적된 ach를 파괴하고 신경근전도를 회복시킨다. 근골격근에

서의 항콜린에스터라아제 효과가 중추신경계 호흡중추나 자율신경계의 작용보다 더 강하기 때문에 이곳의 ach의 축적을 막기 위해서 아트로핀을 동시에 사용한다. 프랄리독심은 유기인계의 해독제로도 쓰인다. 근골격근마비와 호흡마비를 되돌리는 데 사용한다.

응급 사용 유기인계 중독 시 해독제

성인 용량: 1-2g을 250-500mℓ N/S에 희석하여 15-30분에 걸쳐 주입 혹은 1-2g IM/SC

소아 용량: 20-40mg/kg IV/IM/SC

약동학

흡수: 5-15분 이내 IV 최고효과, 10-20분 IM, 반감기 0.8-2.7시간

분포: 세포외액을 통해 분포, 뇌혈관장벽 통과

대사: 간대사

배설: 소변으로 빠르게 배설

금기 및 주의사항

금기: 카바메이트 살충제 중독, 카르밤산계 살충제(세빈)중독, 무기인계 중독, 항콜린에스터라아제작용이 없는 유기인계 중독, 천식, 위궤양, 심질환, 아미노필린-페노타이아진을 투여받고 있는 환자

빠른 IV주입은 빠른맥, 후두개수축, 근육강직을 야기할 수 있다. 아트로핀을 과량 사용할 때 아트로핀의 효과는 예상보다 더 빨리 나타난다. 의식상실에서 회복할 때 흥분, 조증상태가 나타날 수 있다.

부작용

- 중추신경계: 어지러움, 두통, 기면, 근약화
- 눈: 시야 흐림, 복시
- 심혈관계: 빠른맥, 고혈압
- 소화기계: 오심
- 정맥 급속주입: 기관수축, 후두경련, 근육강직

상호작용

호흡저하제는 프랄리독심의 효과를 증강시킨다. narcotics-알코올도 포함된다. 테오필린과 함께 사용하면 안 된다.

병원전 고려할 사항

- 유기인계 중독의 초기치료는 아트로핀 투여이다. 아트로핀 투여 후나 심각한 중독 시에는 프랄리독심의 사용을 고려한다.
- 유기인계 중독환자를 치료할 때에는 치료자 자기 자신도 항상 보호해야 한다.
- 유기인계 혹은 아트로핀에 의한 독성과 프랄리독심에 의한 독성을 구분하기는 매우 어렵다. 이러한 징후에 대해 재빠른 보고가 있어야 한다. 즉, 근력의 약화, 근육뒤틀림, 호흡패턴의 변화, 의식의 변화, 심박수, 심박리듬의 변화 흥분, 조증상태는 의식이 회복할 때 즉시 생기는 증상으로 주의하여 살핀다.
- 프랄리독심은 속효성이다. 중증근무력증이나 프랄리독심 과용환자는 콜린성 위기에서 myasthenic crisis로 전환한다.

Procainamide (프로카인아마이드)

분류 항부정맥제

상품명 푸로카인아미드(Procainamide™)

치료효과 및 약력학 퀴닌과 유사한 심장작용이 있는 프로카인 하이드로클로라이드의 아마이드 아날로그이다. class Ia 항부정맥제로서 심근의 전기적 자극의 흥분성을 줄이고 심방, 심실 히스푸르킨예 시스템의 전도속도를 감소시킨다. 특히 심방의 불응기를 길게 한다. 심근 수축력과 심박출량을 약간 감소시키며 심실근육의 히스푸르킨예 자동성을 감소시킨다. 정맥주사 시 특히 말초혈관 확장과 저혈압을 유발시킬 수 있다.

응급 사용 심실세동, 심실빠른맥 시 리도카인에 반응 없을 때

성인 용량: 20-30mg/ min IV 17mg/kg까지, 유지용량은 1-4mg/min

소아 용량: 15mg/kg IV 30-60분 걸쳐서

약동학

흡수: 10-30분에 시작, 15-60분 이내 최고효과 3-6시간 지속, 반감기 3시간

분포: CSF, 간, 지라, 콩팥, 뇌 심장에 분포, 태반통과 모유에 포함

대사: 간에서 NAPA(N-아세틸프로카인아마이드)로 대사됨

배설: 소변에서 배설

금기 및 주의사항

금기: 중증근무력증, 과민성, 완전 방실차단, 2. 3도 방실차단

주의사용: 저혈압, 심비대, 울혈성심장기능상실, 심근경색, 디지털리스 중독으로 인한 심실부정맥, 콩팥기능상실, 전해질 불균형, 기관지 천식

부작용

- 중추신경계: 어지러움, 정신병
- 심혈관계: 심한 저혈압, 심막염, 심실세통, 방실차단, 빠른맥
- 소화기계: 오심, 구토, 설사, 식욕부진
- 혈액학적: 혈소판감소증
- 과민반응: 열, 근관절통, 혈관신경부종, 가려움
- 기타: 가슴막통증, 가슴막삼출, 반점, 발진, 근통, 열

상호작용

다른 항부정맥제를 추가하였을 경우 독성을 나타내거나 치료효과를 증가시킬 수 있다. 항콜린성 작용, 항고혈압제 추가 시 저혈압이 나타날 수 있다. 시메티딘은 프로카인아마이드의 독성을 증가시킨다.

병원전 고려할 사항

- 직접 정맥주사 시, 10㎖ 5% 포도당 혹은 N/S에 100㎎을 희석하여 사용한다. Ⅳ infusion시 250-500㎖의 5% 포도당에 1g을 추가하여 주입한다.
- Ⅳ 주입 펌프를 통한 투여는 주입속도를 유지하기 위해 지속적인 모니터가 필요하다. 앙와위 자세로 유지하고 빠른주입에 의한 증상이 있는지 관찰한다. 즉, 불규칙한 맥박, 가슴을 조이는 듯한 느낌, 얼굴 붉어짐, 두통, 의식소실, 쇼크, 심정지 등의 증상을 말한다.

- 약제는 1실온에서 24시간 동안, 냉장온도 2-8℃에서 7일간 유효하다. 냉장은 약제의 효력을 변화시키지 않지만 색이 변했거나 침전물이 생겼으면 폐기처분한다.
- 부작용 발생의 고위험군은 심각한 심장, 간, 콩팥질환, 저혈압이 있는 환자이다.
- 정맥주입 동안 ECG와 혈압을 잘 체크한다.
- 부정맥이 생겼을 경우 일시적으로 약 주입을 중단한다.
  -QRS가 넓어졌을 경우 PR 간격이 증가된 경우, 혈압이 15mmHg 감소된 경우

Prochlorperazine (프로클로르페라진)

분류 진토제

상품명 Compazine, Prochlorparazine(Can), Prorazin(Can), Stemetil(Can)

치료효과 및 약력학

프로클로르페라진은 chlorpromazine과 작용, 금기, 그리고 상호작용 등의 면에서 비슷한 phenothiazine 유도체이다.

이는 chlorpromazine 보다 훨씬 큰 추체외로 효과와 진토 역가를 갖고 있지만 진정, 혈압저하, 항콜린성 효과는 더 적다.

이는 또한 다른 많은 phenothiazine 같이 현기증이나 멀미에 대한

예방을 할 수 없다.

게다가 프로클로르페라진은 약한 항콜린 성향을 가진다.

응급 사용 심한 오심과 구토를 완화시키기 위해, 급성 정신이상 증세를 조절하기 위해

성인 용량: 5-10mg IV/IM

소아 용량: 10kg 이상 혹은 2세 이상에서 0.13mg/kg IV/IM/PR(거의 사용 안 됨)

약동학

흡수: IV/IM시에 10-20분경에 시작, PR인 경우 60분에 시작

기간: IM인 경우 12시간, PR인 경우 3-4시간

분포: 태반통과 가능, 모유 통해 전파 가능

대사: 간에서 대사됨

배설: 소변으로 배설됨

금기 및 주의사항

Prochlorperazine은 phenothiazine에 과민한 환자와 혼수상태이거나 심하게 우울한 상태인 환자 등에서 금기이다.

이전에 유방암을 진단받았던 환자, 혹은 급성 질병이나 탈수상태인 소아에서는 주의 깊은 사용이 필요하다.

부작용

- 중추신경계: 기면, 현기증, 추체외로 반응(정좌불능증, 근육긴장이상, 파킨슨병), 지속적인 만성 운동장애, 급성 마비, 진정

- 심혈관계: 저혈압, 빠른맥
- 시각: 광과민성, 흐린 시야
- 피부: 담즙정체성 황달

상호작용

알코올을 비롯한 다른 중추신경계 억제 물질들은 중추신경계 억제를 증가시킨다.

phenobarbiral은 프로클로르페라진의 대사를 증가시킨다.

phenylpropanolamine의 동시적인 사용은 급사의 가능성을 높인다.

삼환계 항우울제는 혈압저하와 항콜린성 영향을 강화하고 발작의 역치는 감소시켜, 항경련제의 용량은 증가되어야 한다.

병원전 고려할 사항

- 추체외로 증상의 유병률은 다른 phenothiazine 약물들보다 프로클로르페라진일 때 더 높다. 그러므로 적용하기 전에 diphenhydramine을 사용한다.
- 노인들, 쇠약한 환자들 그리고 소아들을 위한 복용량은 천천히 늘려나가야 한다.
- 접촉성 피부염의 가능성 때문에 경구제제 혹은 주사용액은 피부와 접촉하지 않도록 피한다.
- 성인에서 근육주사 시 둔부의 외상방 사분위에 하도록 하고, 같은 주사기에 다른 약품과 근육주사 제제를 섞지 않도록 한다. 소아에 있어 근육주사에 대한 지침을 따르도록 한다.

- 정맥주사: 5% DW, Normal saline이나 기타 다른 희석제로 1mg/mℓ로 희석하여 정맥주사하고 최대 5mg/min의 속도로 투여한다.
- 희석한 약물이 약간 노랗게 되는 것은 괜찮으나, 현저한 변색이 보이면 그 희석약물은 사용할 수 없다. 때문에 약물을 빛으로부터 보호해야 하고, 얼지 않도록 주의한다.
- 제조업체 측의 특별한 지시사항 없이는 15-30℃(59-86℉) 정도의 온도로 보관하도록 한다.
- 수술을 받은 환자에서 프로클로르페라진을 처방받은 환자는 기침반사가 감소할 수 있기 때문에 구토물을 흡인하기 쉬우므로 이를 방지하기 위해 자세를 신경 써야 한다.
- 대부분의 노인들과 쇠약한 환자들은, 그리고 소아들 특히 탈수나 급성 병증을 가진 환자들은 추체외로 증상이 나타나기 쉬운 경향을 보인다. 때문에 증상이 발현되기 시작하는 것을 잘 감지해야 하므로 이를 주의해야 한다. 초기치료에서 거짓 파킨슨병과 급성 운동장애를 관찰해야 한다.
- 진토 효과가 다른 약물들의 독성을 가려줄 수 있으므로 이를 명심해야 한다. 또한 진토 효과로 인해 오심을 일으키는 원발증상, 즉 장폐색이나 두개내압 항진과 같은 증상들을 진단하는 데 어려움이 생긴다는 것도 명심해야 한다.
- 급성 마비 동안 반응이 없는 환자일지라도, 마비 동안 일어나는 모든 것들은 다시 일어날 수 있다. 그에 맞게 환자에게 접근하도록 한다.

- 다음과 같은 징후가 나타나는 것에 대해 경계하도록 한다.
  : 빨갛고 마르고 열이 나는 피부, 항진된 박동, 확장된 동공, 호흡곤란, 혼란, 40.6℃도(105°F) 이상의 체온, 혈압상승

  이런 징후가 나타난다면 내과의사에게 알리고 빠르게 체온을 내릴 수 있는 방법을 찾도록 한다.
- 프로클로르페라진은 적은 용량을 사용하더라도 추체외로 증상을 많이 일으키게 하는 경향이 있으므로 소아에서는 거의 사용되지 않는다.

Promethazine (프로메타진)

분류 진토제

상품명 Anergan, Histantil(Can), Pentazine, Phenameth, Phenergan, Phenoject-50, Promethegan, Prorex, Prothazine, V-Gan

치료효과 및 약력학

프로메타진은 현저한 항히스타민 활성과 진정, 기억상실, 진토, 그리고 항멀미 효과를 가진 phenothiazine의 서방형 유도체이다. 다른 phenothiazine 유도체들과 달리 이것은 상대적으로 추체외로 증상의 부작용이 없다. 그러나 고용량을 사용했을 때는 독성에 있어 다른 phenothiazine과 같은 부작용의 잠재력을 가진다.

다른 항히스타민 제제와 같이, 항세로토닌, 항콜린, 그리고 국소적인 마취의 효과를 발휘한다. 진토효과는 연수의 CTZ에 대한 억제작용으로 말미암은 것으로 생각된다.

응급 사용 현기증과 구토, 멀미를 완화하기 위해, 진통제의 효과를 강화하기 위해, 진정효과를 일으키기 위해

성인 용량: 12.5-25.0mg IV/IM/PR

소아 용량: 0.5mg/kg IV/IM/PR

약동학

흡수: PR이나 IM 공급 시 20분경 시작, IV 공급 시 5분에 시작

기간: 2-8시간

분포: 태반통과 가능

대사: 간에서 대사

배설: 소변과 대변으로 천천히 배설됨

금기 및 주의사항

promethazine은 phenothiazine에 대해 과민성을 가진 환자, 수유하는 여성, 신생아나 조산아, 급성병색을 보이거나 탈수된 소아에서 금기이다.

간기능상실, 심혈관계 질환, 천식, 급성 혹은 만성 호흡기능상실(특히 소아), 고혈압, 노인이나 쇠약한 환자들에서는 사용 시 주의를 기울여야 한다.

부작용

- 급성 독성반응: 깊은 수면, 혼수, 경련, 심호흡계 증상, 추체외로 증상, 소아에서 악몽, 중추신경계 자극증상, 비정상적인 움직임, 호흡저하
- 중추신경계: 진정, 졸음, 혼란, 현기증, 수의 협동 불능, 안절부절, 진전
- 심혈관계: 일시적인 경한 저혈압 혹은 고혈압
- 소화기계: 식욕부진, 현기증, 구토, 변비
- 기타: 광과민성, 불규칙한 호흡, 흐릿한 시야, 소변 정체, 입, 코, 목의 건조

상호작용

알코올을 비롯한 다른 중추신경계 억제 물질들은 중추신경계 억제와 항콜린 성향를 증가시킨다.

병원전 고려할 사항

- 약물을 사용하기 전에 미리 검사하도록 한다. 만약 어두워지거나 침전물이 보이면 버리도록 한다.
- 근육주사 시 큰 근육에 깊게 주사하도록 한다.
- 약물을 주사하기 전에 조심스럽게 흡인해보도록 한다. 동맥 혈관 내 주사는 동맥의 혹은 세동맥의 경련성 수축을 일으킬 수 있고 그 결과 괴저가 발생할 수도 있다.
- 금기이기도 한 피하주사는 화학적인 자극과 괴사를 일으킬 수 있다. 주사하는 부위를 교대로 하고 매일 관찰하도록 한다.

- 정맥주사: promethazine을 25mg/mℓ의 농도 혹은 그보다 묽게 정맥으로 투여한다. 더 농축된 제제는 25mg/mℓ를 넘지 않도록 생리식염수로 희석해야 한다.
- 15-30℃(59-86°F)를 유지할 수 있는 용기에 보관해야 한다.
- 진토효과는 확인되지 않은 병의 증상 등을 가릴 수 있고, 약물의 남용으로 인한 증상, 예를 들어 아스피린이나 다른 신경독성의 약물들의 독성을 일으킬 수 있는 용량을 썼을 때 나타날 수 있는 현기증, 현훈, 이명 등의 증상들을 가릴 수 있다.
- 통증을 호소하는 환자는 비경구적으로 약물을 투여했을 때 상지의 불수의적 움직임을 일으키게 할 수 있다. 이 증상들은 보통 통증이 조절되면 사라지게 된다.
- 호흡 기능은 호흡에 있어 불편함을 호소하는 환자들, 특히 소아에서 관찰해야 한다.
- promethazine은 기침반사를 억제할 수 있어 기관지 분비물들이 배설이 안 되어 기관지벽 비후를 일으킬 수 있다.
- 추체외로 증상이 나타날 때는 diphenhydramine을 사용할 수 있다.

Propafenone (프로파페논)

분류 항부정맥제

상품명 리트모놈(Rytmonorm™)

치료효과 및 약력학

Propafanone은 class Ic에 해당하는 항부정맥제로 심근막의 직접적인 안정을 유도한다.

이는 자발적인 자동성을 감소시킨다. 단독 혹은 다발성 PVC의 비율은 프로파페논의 적절한 용량과 농도를 쓰면서 감소하게 된다. 게다가 이는 심실성빠른맥을 억제하기도 한다.

프로파페논은 다른 class Ic 항부정맥제들처럼 심근에 대해 근수축을 억제하는 방향으로 작용을 한다. 또한 비선택적 β 차단효과를 가진다.

응급 사용 구조적인 심장이 문제가 없는 환자에서 심실성, 상심실성빠른맥을 전환하기 위해

성인 용량: 150-300mg 경구투여, 8시간마다. 1-2mg/kg 정맥투여 (10mg/min의 속도로)

약동학

흡수: 즉시 소화기관으로 흡수된다. 3.5시간에 최대, 반감기는 5-8시간

분포: 97%가 단백질결합 형태로 폐에서 농도가 가장 높다. 태반을 통과가능, 수유를 통해 전파 가능

대사: 간에서 대사

배설: 18.5-38% 정도가 소변으로 배설됨

금기 및 주의사항

propafanone은 조절되지 않은 심장기능상실 환자, 심인성 쇼크, 심실 내 질환(sick sinus node syndrome, AV block), 느린맥, 저혈압, 기관지수축질환, 전해질불균형, 과민성 있는 자, 부정맥, 만성기관지염, 폐기종, 수유부에서 금기이다.

주의사용: 울혈성심장기능상실 방실차단, 간기능상실, 고령

임신 중 안전성은 확인된 바 없다.

부작용

- 중추신경계: 시야 흐림, 어지러움, 마비, 피로, 졸림, 현훈, 두통
- 심혈관계: 부정맥, 심실빠른맥, 저혈압, 방실차단, 완전심장차단, 동정지, 울혈성심장기능상실, 느린맥
- 소화기계: 오심, 복부 불편감, 변비, 구토, 입마름증, 입맛변화, 간염
- 기타: 발진

상호작용

아미오다론과 퀴니딘은 프로파페논의 농도와 독성을 증가시킨다. 삼환계항우울제(TCA)-와파린의 농도와 독성을 증가시킨다. 페노바비탈은 프로파페논의 농도를 감소시킨다.

병원전 고려할 사항

- 정맥주사 투여는 미국에서는 승인되지 않았다.
- 용량은 150mg 시작한다. 3-4일 간격으로 증량시킬 수 있고 최대용량은 8시간마다 300mg이다.

- 이전에 심근손상을 받았거나 고령인 환자의 용량 증량은 더 천천히 점진적으로 해야 한다.
- 용량 감소 시에는 QRS widening과 방실차단에 대해 고려해야 한다.
- 심각한 간질환일 경우 용량감소에 주의해야 한다.
- 심혈관계 상태에 대한 모니터를 자주하여 약물의 효과에 대해 평가하고 부정맥이 더 악화되는지 확인한다.
- 치료 시작 후 방실차단의 발생은 약제의 감소나 중지해야 한다.
- 가슴통증, 두근거림, 시력 흐림, 호흡곤란, 감염의 증상이 생길 경우 보고한다.
- 와파린 치료를 하는 환자는 출혈이나 멍에 대해 보고한다.
- 요골동맥 촉지를 매일 하라고 환자에게 교육하고 심박수의 감소나 심박리듬이 불규칙한지 매일 확인한다.
- 고령환자나 쇠약한 환자는 보행 시 어지럼증에 주의한다.

Propofol (프로포폴)

분류 수면 진정제

상품명 뉴폴(Newfol™), 디프리반(Diprivan™), 아네폴(Anepol™), 아쿠아폴(Aquafol™), 포폴(Pofol™), 프로바이브(Provibe™)

치료효과 및 약력학 속효성 수면진정제로 마취효과와 깊은 진정효과가 있다.

응급 사용 통증유발하는 시술하기 전에 단기적으로 마취

성인 용량: 2-2.5mg/kg(효과 시작할 때까지 10초마다 40mg) 유지용량 100-200mcg/kg/min 간헐적으로 볼러스 주입 20-50mg

소아 용량: 2.5-3.5mg/kg 20-30초에 걸쳐 주입

약동학

흡수: 1분 이내 효과 시작 6-10분 지속 반감기 5-12시간

분포: 지용성, 태반통과, 모유에 포함됨

대사: 간에서 대사

배설: 88%는 소변에서 대사산물로 나옴

금기 및 주의사항

프로포폴 혹은 프로포폴에멀전(콩기름, 달걀의 인성분)에 과민성 있는 자, 산과적 시술, 두개내압증가, 대뇌혈류 이상, 임신(cat B), 수유부, 3세 이하의 의식저하된 소아에게 사용하지 않는다.

주의사용: 심장, 호흡기계 장애, 간질발작의 과거력 있는 자

부작용

- 중추신경계: 두통, 어지러움, 뒤틀림, 경련
- 특별한 감각: 안압의 감소
- 심혈관계: 저혈압, 심실무수축
- 소화기계: 구토, 복통
- 호흡기계: 기침, 딸꾹질, 무호흡
- 기타: 주사부위 통증

상호작용

프로포폴과 함께 alfentanil의 동시주입은 alfentanil의 농도를 높게 한다. 중추신경계 억제제와 함께 사용 시 중추신경계 억제가 나타난다.

병원전 고려할 사항

- 주사 준비에 엄격하게 무균적으로 시술한다. 약제에서는 미생물의 성장이 매우 빠르게 나타난다.
- 약제의 색이 변질되었다면 폐기처분을 한다.
- 사용 전에 잘 섞는다. 에멀션과 분리가 되어 있다면 폐기처분을 한다.
- 혈역동학적 상태를 잘 감시하고 용량반응 저혈압에 대해 평가한다.
- 발작에 대한 준비를 한다. 프로포폴을 사용한 전신마취 후에는 근간대성 경련이 따른다.
- 약제 유발성 흥분(뒤틀림, 진전) 등이 생길 수 있음을 유의하도록 한다.
- 주입장치를 편하게 해 주어야 한다. 작은 정맥의 주사일 때에는 주사부위가 통증이 있다.

Propranolol (프로프라놀롤)

분류 β 억제제

상품명 프로놀(Pronol™)

치료효과 및 약력학: 비선택적 β 블로커로 심장과 기관지 수용체에 Epi와 NE와 경쟁적으로 결합한다. 심장에 β 아드레너직 자극효과를 막아서 심박수, 심근의 irritability, 수축력을 감소시키고 동방결절의 자동성을 감소시킨다. 과량으로 사용 시 심기능을 낮추는 '퀴니딘 같은' 효과가 나타난다. 누웠을 때 기립 시 혈압을 모두 낮추며 이는 β 수용체의 억제뿐만 아니라 심박출량을 감소시키고 레닌 활성화를 낮추기 때문에 나타난다. 혈소판 응집을 감소시키고 편두통의 통증감소에도 효과가 있는데 그 기전은 알려져 있지 않으나 뇌혈관확장의 방지와 동맥혈관 수축을 막는 것과 연관이 있다고 생각된다.

응급 사용 리도카인과 브레틸륨에 반응 않는 심실빠른맥, 심실세동을 전환하기 위해서, 상심실성빠른맥의 전환

성인 용량: 1-3mg slow IV 2-5분에 걸쳐 1mg/min을 초과하지 않는다.

소아 용량: 0.01mg/kg slow IV

약동학

흡수: 2분 안에 시작, 15분 내에 최고효과, 2-6시간 지속 반감기 2.3시간

분포: 중추신경계, 태반, 모유에 분포

대사: 간에서 거의 대사

배설: 90-95% 소변으로 배설, 1-4% 대변배설

금기 및 주의사항

금기: 1도 차단 이상, 울혈성심장기능상실, 폐고혈압에 의한 2차성 우심부전, 느린맥, 심인성쇼크, 대동맥판, 승모판 질환, 기관지천식,

기관지수축, COPD, 알레르기성 비염, 2주 이내에 모노아민산화효소억제제(MAOI) 사용 후 아드레너직 제제와 함께 사용하지 않는다. 임신 중, 수유 중 사용의 안정성은 확립되지 않았다.

주의: 말초동맥질환, 곤충 쏘임에 반응한 과거력, 비알레르기성 기관지수축 가능성 높은 자, 주요 수술, 간기능상실, 당뇨, 저혈당에 빠지기 쉬운 환자, 중증근무력증 환자 WPW증후군

부작용

- 알레르기: 혈종성, 두드러기, 가려움, 열, 후두개염, 호흡기능상실
- 중추신경계: 약 유발성 정신병, 수면방해, 우울, 혼돈, 불안, 현기증, 피로, 현훈, 실신, 쇠약감, 기면, 불면증, 생생한 꿈, 환시, 망상, 가역적 뇌 기질적 증후군
- 심혈관계: 두근거림, 느린맥, 방실 차단, 저혈압, 협심증, 빠른맥성부정맥, 급성 울혈성심장기능상실, 말초동맥기능상실, 레이노드질환, 손의 마비
- 눈/귀: 눈마름증, 시력손상, 결막염, 청력소실, 코막힘
- 소화기계: 입안건조, 오심, 구토, 심장작열감, 설사, 변비, 복통, 장혈관폐색, 허혈성장염
- 혈액학적: 일과성 호산구증가증, 저혈당, 고혈당, 저칼슘혈증
- 호흡기계: 호흡곤란, 기관지수축
- 피부: 머리덮개의 과각질화, 손바닥, 발, 손톱의 변화, 피부건조
- 기타: 이자염, 체중증가, 발기부전, 성욕감퇴, 다리의 피로, 관절통

상호작용

페노타이아진은 항고혈압효과를 더한다. 베타아고니스트는 효과에 길항한다. 아트로핀과 삼환계 항우울제는 서맥을 억제한다. 이뇨제와 다른 항고혈압약제는 저혈압을 증가시킨다. tubocurarine의 과량사용 시 신경근 전달의 억제를 강화시킨다. 시메티딘은 청소율을 감소시키고 효과를 증가시킨다. 제산제는 흡수를 감소시킨다.

병원전 고려할 사항

- 정맥 주입: 직접주입을 위해 희석 혹은 희석하지 않은 약제를 1분당 1mg을 준다. 간헐적 주입을 위해 50mℓ n/s에 희석하여 15-20분간 주입한다.
- 15-30℃ 온도에 차광 밀폐용기에 보관한다.
- 약물 주입 전에 심첨부청진과 혈압을 체크한다.
- 심박수 60회 미만 혹은 수축기 혈압 90mmHg 미만일 때 약물 중단한다.
- 알레르기, 천식, 다른 폐쇄성 폐질환을 배제하기 위해 과거병력과 신체검진을 면밀히 시행한다. 프로프라놀롤은 기관지 수축을 일으킬 수 있다.
- 느린맥은 디지털리스 중독환자와 WPW 증후군에 있어서 가장 큰 부작용이다.
- 정맥주입 시 심전도와 혈압을 모니터한다. β 차단효과로 인한 교감성 자극을 감소시키는 것은 심정지를 야기할 수 있다.

- 정맥주입 시 부작용이 가장 빈번히 일어난다. 그러나 고령이나 신기능 이상자에게는 경구복용 시에도 부작용은 흔하다. 반응은 용량에 비례하지 않을 수 있고 치료 시작하자마자 흔히 생긴다.

Prostaglandin E1 (PGE1; 프로스타글란딘, Alprostadil 알프로스타딜)

분류 혈관확장제

상품명 프로스탄딘(Prostandin™), 알로스틴(Alostin™), 에글란딘(Eglandin™), 프링크(Prink™)

치료효과 및 약력학 체내 세포의 지방산으로 만들어진 화합물로 혈관을 확장시키고 혈소판응집을 막고 장관, 자궁의 평활근을 자극한다. 출생 직후 폐순환이 시작되면서 동맥관이 닫히기 시작한다. 1주에서 몇 주 안에 완전히 폐쇄된다. 몇몇의 신생아는 선천성 심기형으로 인해 고통 받는데, 저산소증과 체내관류부전의 방지는 동맥관 개존 여부에 달렸다. 선천성 심기형 환아에서 동맥관이 폐쇄되면 저산소증과 울혈성 심장기능상실에 빠지게 된다. 이러한 경우 프로스타글란딘 정맥주사는 선천성 심기형 수술 때까지 동맥관이 열려 있는 것을 유지시킬 수 있다. 또한 자궁 평활근에 대한 효과 때문에 자궁경부를 열리게 하고 분만을 유도할 수 있다.

응급 사용 동맥관 열림을 유지하기 위해

성인 용량: 성인은 자궁경부에 젤 타입으로 바르고 2-3시간마다 교체한다. 태아 심박수와 심장수축을 모니터한다.

소아 용량: 0.05-0.10mcg/kg/min IV 또는 IO

약동학

흡수: 질 점막을 통해 흡수

대사: 약 68% 폐에서 대사되고 콩팥으로 배설된다.

배설: 24시간 이내 완전히 배설됨

금기 및 주의사항

금기: 산모, 10-12%에서는 무호흡 유발 가능, 지속적인 호흡 및 산소분압 확인이 필요하다.

부작용

- 심혈관계: 느린맥, 저혈압, 빠른맥, 울혈성심장기능상실, 전도장애, 부정맥
- 중추신경계: 발작, 대뇌출혈, 목의 과다신전, 저체온증, 떨림, 마비
- 소화기계: 설사, 위역류
- 호흡기계: 무호흡, 저호흡, 고탄소혈증, 호흡부전, 빠른호흡

상호작용

프로스타글란딘 주입과정을 지속적으로 모니터해야 하고 나쁜 징후가 보이면 즉시 투여를 중단한다.

병원전 고려할 사항

- 소아에서는 선천성 심장기형을 포함한 매우 극단적인 상황을 제외

하고는 거의 사용하지 않는다.

- 정맥 주입은 5% 포도당 혹은 N/S에 500mcg를 섞어 만든다.
- 효과를 나타내는 최소용량을 사용한다.
- 사용 전 약제는 냉장 보관되어야 한다.
- 심전도, 혈압, 맥박, 호흡수 등을 치료 중 면밀히 모니터한다.
- 동맥관을 통해 순환하는 신생아에게 산소공급은 필수이다.

Racemic Epinephrine (에피네프린 이성질체)

분류 교감신경자극제

상품명 MicroNEFRIN, Vaponephrine

치료효과 및 약력학 기존의 Epi와 화학적으로 약간 다른 물질이다. 이성질체라는 화학적 배열이 다르다. 이러한 특정한 형태의 화합물은 소아의 크룹을 치료하는 데 사용된다. α, β 수용체를 모두 자극하고 폐의 β_2 수용체는 덜 자극한다. 그 결과 기관지는 확장되고 점액분비는 감소된다. 흡입했을 때 크룹 관련된 설하부종의 완화에 효과가 있다.

응급 사용

크룹에서 subglottic edema의 완화

성인 용량: 2.25% 농도로 0.25-0.75mℓ를 2mℓ n/s에 희석하여 네뷸라이저로 흡입

소아 용량: 성인과 동일

금기 및 주의사항

금기: 과민성, 빠른맥부정맥, 고혈압, 후두개염

부작용

- 중추신경계: 진전, 불안, 긴장, 어지러움, 두통
- 심혈관계: 빠른맥, 고혈압, 두근거림, 협심증, 부정맥
- 호흡기계: 기관지 부종, 염증, 역설적 기관지 수축
- 소화기계: 오심, 구토

병원전 고려할 사항

- 약제의 주입 전, 주입 동안, 주입 후 활력징후를 모니터한다.
- 초기치료 후 30-60분 동안 증상이 더 악화되다가 약효가 떨어질 것이다. 이러한 이유로 환자들은 병원으로 많이 이송된다. 대부분의 병원에서는 소아의 경우 치료 후 적어도 24시간 동안은 입원하는 것을 원칙으로 두고 있다.

Rocuronium (로쿠로니움)

분류 근이완제

상품명 에스메론(Esmeron™)

치료효과 및 약력학 Ach의 작용에 길항하기 위해 운동신경말단의 콜린성 수용체에 경쟁적으로 결합한다. neostigmine이나 edrophonium

같은 Ach esterase 억제제를 통해 가역적일 수 있다.

응급 사용

성인 용량: 빠른 기관내삽관을 위해 0.6-1.2mg/kg

소아 용량: 빠른 기관내삽관을 위해 성인과 동일

약동학

흡수 30-60초에 시작 1-3분 내에 최고효과, 30-60분 동안 지속, 반감기 14-18분

금기 및 주의사항

금기: 과민성 있는 자

주의사용: 심장질환, 수유, 2세 이하 소아, 전해질 불균형, 탈수, 신경근질환, 호흡기계 질환, 임신

부작용

- 심혈관계: 느린맥, 빠른맥, 혈압변화
- 호흡기계: 무호흡의 지속, 기관지수축, 청색증, 호흡기능상실
- 소화기계: 오심, 구토,
- 피부: 발진, 가려움, 두드러기

상호작용

succinylcholine으로 미리 치료했거나 전신흡입마취-마그네슘은 로큐로니움의 지속시간과 강도를 증가시킨다.

병원전 고려할 사항

- 환자가 완전히 회복되기 전까지 지속적으로 활력징후를 확인한다.
- 심각한 알레르기 반응이나 아나필락시스가 생길 시 치료를 즉시 중단한다.

Sodium Bicarbonate ($NaHCO_3$, 탄산수소나트륨, 중탄산나트륨)

분류 전해질, 해독제

상품명 탄산수소나트륨(Na bicarbonate™)

치료효과 및 약력학 속효성, 강력하고 전신적 제산제이다. 정맥으로 주입 시 혈장의 pH가 올라가고 혈장 내 알칼리가 증가하고 나트륨과 바이카보네이트 이온이 증가하여 소변으로 배설되어 소변의 산도도 약해진다. 이러한 효과는 약물의 과용 특히 삼환계 항우울제 과용의 치료로 약제를 소변으로 빨리 배설시키는 데에 효과적이다. 심정지 때에는 역할은 제한적이다. 호흡성 산증을 관리하는 데에는 벤틸레이터가 가장 효과적이고 sodium bicarbonate는 매우 지속된 심정지에서 기도확보와 환기가 적절히 이루어진 상태에서만 고려되어야 한다. 만약 심정지된 환자의 고칼륨혈증, 바이카보네이트에 반응하는 산증, 삼환계 항우울제 과용이라면 탄산수소나트륨이 치료로 이용될 수 있다.

응급 사용: 약물의 과용으로 소변 배설을 촉진시키기 위해 소변을 알칼리화; 과환기에 반응하지 않는 심각한 산증; 고칼륨 혈증

성인 용량: 1mEq/kg IV: 10분마다 절반을 반복 투여할 수 있음

소아 용량: 성인과 동일 IO로 투여 가능

약동학

흡수: IV로 주입 시 즉시 흡수되어 15분 이내 효과 나타남, 지속시간은 1-2시간

배설: 3-4시간 이내에 소변으로 배설됨

금기 및 주의사항

명백한 금기는 없다.

과량 투여 시 대사성 알칼리증에 빠질 수 있다.

환자의 체중을 기초하여 투여량을 계산해야 한다.

부작용

산소포화헤모글로빈의 전환으로 2차적인 산소해리를 억제한다. 그 결과 역설적인 산증이 발생하여 대뇌와 심장기능을 낮추게 된다. 세포외액의 알칼리증을 유발하여 칼슘이온농도를 감소시키고 혈장 칼륨을 낮추고, 산소해리곡선을 왼쪽으로 이동시키고 악성 부정맥을 유발시킨다. 악화 시 조직괴사가 일어날 수 있다.

상호작용

대부분의 카테콜아민이나 바소프레서는 이런 알칼리 약제에 의해 불활성화된다. 염화칼슘과 함께 투여 시 IV 라인에서 침전물이 생기게 된다.

병원전 고려할 사항

- 더 악화가 되면 투여를 중지한다. 조직 괴사는 조직 침투를 시작으로 발생한다.

Sodium Nitroprusside (니트로프루시드나트륨)

분류 혈관확장제

상품명 나이트로프레스(Nitropress™)

치료효과 및 약력학 강력하고 빠르게 작용하는 항고혈압제 약제로 나이트레이트와 유사한 효과를 가진다. 직접적으로 혈관 평활근에 작용하여 말초혈관의 확장을 일으켜 동맥 혈압을 낮추고 심박수를 약간 상승시키고 심박출량의 감소 말초혈관저항을 낮춘다.

응급 사용 급성 고혈압의 혈압을 낮출 때 사용

성인 용량: 0.5–10mcg/kg/min IV

소아 용량: 성인과 동일

약동학

흡수: 1분 이내 시작, 1–5분 이내 최고효과, 1–10분 지속, 반감기는 주입 중단 후 10분 이내

대사: 적혈구와 조직에서 시아노겐으로 빠르게 전환되고 thiocyanate으로 간에서 전환됨

금기 및 주의사항

금기: 동정맥션트 같은 보상성 고혈압, 동맥협착, 뇌혈류기능상실 환자의 고혈압조절

임신 시 안전성은 확인되지 않았음

주의사용: 간기능상실, 갑상선기능저하증, 콩팥기능상실, 저나트륨혈증

부작용

- 중추신경계: 두통, 어지러움, 근육위축
- 심혈관계: 저혈압, 복장뼈뒤쪽 불편감, 두근거림, 맥박의 증가 혹은 일과성 감소, 느린맥, 빠른맥, 심전도 변화
- 소화기계: 오심, 구역질, 복통
- 기타: 코막힘, 발한
- 과량 혹은 장기간 사용 시(48시간 이상): thiocyanate 독성-저혈압, 이명, 시력 흐림, 피로, 대사성산증, 피부발적, 반사소실, 심음감소, 의식소실

상호작용

다른 항고혈압제와 같이 사용 시 효과가 증강된다.

병원전 고려할 사항

- 약제를 5% 포도당과 함께 준비하고 만들어진 약제를 4시간 이내에 사용한다.
- 정맥제제는 2-3mℓ 5% 포도당에 50mg을 섞고 250mℓ 5% 포도당 혹은 500mℓ에 더 희석한다.

- 다른 약제는 첨가하지 않는다.
- 약제 색깔은 투명 갈색이다. 더 진한색이면 사용하지 않고 알루미늄 포일 혹은 불투명 물질로 빛을 차단하여 보관한다.
- 주입펌프나 이와 비슷한 장치들은 혈압을 낮추는 데 필요한 주입속도를 정확하게 맞추어 투여한다.
- 빛, 열, 습기에 노출되지 않도록 15-30℃에서 보관한다.
- 정맥주입하면서 혈압의 변화를 지속적으로 관찰한다.
- 주입속도를 늦추거나 중단하면 부작용이 완화되고, 환자를 앙와위로 눕히면 부작용을 최소화할 수 있다.
- 약제주입을 감소시키거나 중단 시 혈압이 올라간다면 즉시 담당의에게 알린다.

Sotalol (소타롤)

분류 β 차단제, 항부정맥제

상품명 렌티블록(Rentibloc™)

치료효과 및 약력학 소타롤은 비선택적 β 차단제로 class Ⅱ, Ⅲ 항부정맥제의 특성을 갖는다. 심박수, 방실전도를 감소시키며 방실전도 불응기를 길게 한다. 수축기 이완기 혈압을 모두 낮추는 효과가 있다. 심실성, 심실상성 부정맥의 치료 시에는 경구, 정맥주입으로 모두 사용된다.

응급 사용 심실성, 상심실성 빠른맥의 전환

성인 용량: 1-1.5mg/kg IV 10mg/min 속도로 주입, 경구주입 시 80mg PO bid 혹은 160mg PO qd 식전에 투여

소아 용량: 명시 안 됨

약동학

흡수: 장관에서 서서히 완전히 흡수됨, 음식, 특히 우유나 유제품 등에 의해 흡수가 저해된다. 2-3시간 이내 최고효과, 24시간 지속, 반감기 7-18시간

분포: 수용성이며 CSF에 서서히 포함된다. 태반통과 모유에 포함. 단백질과는 잘 결합하지 않음

대사: 간에서는 중요한 대사가 일어나지는 않음

배설: 72시간 이내 75%가 소변으로 배설

금기 및 주의사항

금기: 기관지 천식, 느린맥, 2, 3도 방실차단, long QT sd, 심인성 쇼크, 조절되지 않는 울혈성심장기능상실, 만성 기관지염, 폐기종, 소타롤에 과민성

주의사용: 울혈성심장기능상실, 전해질불균형, 최근의 심근경색, 당뇨, 콩팥기능상실

부작용

- 심혈관계: 방실전도차단, 저혈압, 울혈성심장기능상실의 악화, 생명을 위협하는 심실부정맥, torsade de poiontes, 느린맥, 호흡곤란,

가슴통증, 두근거림, 출혈(2% 미만)

- 중추신경계: 두통, 피로, 어지러움, 쇠약감, 우울, 기면, 무기력
- 소화기계: 오심, 구토, 설사, 소화불량, 입마름
- 비뇨기계: 발기부전, 성욕감퇴
- 대사: 고혈당
- 기타: 시력장애, 호흡부전, 발진

상호작용

β 효능제의 효과에 길항한다. 아미오다론은 증상 있는 느린맥, 동정지를 유발한다. 아스테미졸은 QT 간격을 증가시켜 부정맥을 야기한다. 경구혈당강하제의 혈당강하 효과가 증가된다. 아나필락시스양 반응에서 에피네프린의 효과에 저항성을 띤다. 부정맥 약제를 사용하는 환자에서 사용 시 주의한다.

약-음식: 음식 특히 우유나 유제품에 의해 흡수가 감소된다.

병원전 고려할 사항

- 정맥주입은 미국에서 허용되지 않는다. 정맥주입은 서서히 주사되어야 한다. 순환기능상실의 환자에서 응급 시 사용으로 정맥주사는 임상적으로 쓰이지 않고 그 효과도 입증되지 않았다.
- 비알레르기성 기관지수축의 환자에서는 효과를 나타내는 최소량을 사용한다.
- 갑작스런 약제중단을 해서는 안 된다. 1–2주에 걸쳐 서서히 감량한다.
- 심전도를 포함한 심장 상태를 면밀히 관찰한다. 다른 항부정맥제,

디곡신, 칼륨채널차단제 등과 사용 시 특별한 주의가 필요하다.

- 기관지수축의 환자에서는 면밀히 관찰한다.
- 혈당조절을 위해 당뇨환자에 있어서 관찰을 요한다. β 차단제는 체내 인슐린 분비량을 감소시키고 고혈당을 야기 시켜 저혈당이 숨겨질 수가 있다.

Streptokinase (스트렙토키나제)

분류 혈전용해제

상품명 케이나제(K-nase™)

치료효과 및 약력학 β 용혈성 연쇄상구균의 유도체로 플라스미노겐을 피브린, 피브리노겐, 그 밖의 다른 응고전구물질을 파괴하는 플라스민으로의 전환을 활성화 시켜서 혈전용해를 증진시킨다. 이러한 혈전용해작용은 혈전 혹은 색전 내에서나 밖에서나 둘 다 효과적이다. 또한 혈액, 혈장의 점성을 떨어뜨리고 적혈구 응집력을 낮추어 측부순환의 혈류를 증가시킨다.

응급 사용: 급성 심근경색의 경색크기를 줄이기 위해 사용됨

성인 용량: 150만 단위 IV, 1시간에 걸쳐서

소아 용량: 사용하지 않음

심부정맥혈전증이나 폐색전증의 혈전용해 시

성인 용량: 25만 단위 IV 30분에 걸쳐 주입, 48-72시간 동안 시간

당 10만 단위 유지

소아 용량: 사용하지 않음

약동학

흡수: 1시간 이내 시작, 80분 이내 최고효과, 2-36시간 지속, 반감기 83분

대사: 항체에 의해 빨리 배설됨

배설: 태반통과하지 않으나 항체는 통과함

금기 및 주의사항

스트렙토키나아제는 체내출혈, 대동맥박리가 의심되는 자, 외상성 CPR(늑골골절, 기흉), 뇌졸중의 최근 과거력(6개월 이내), 2달 이내의 두개내 혹은 척수내 수술 혹은 외상, 두개내 종양, 조절되지 않은 고혈압, 임신, 스트렙토키나아제나 다른 약물의 심각한 알레르기 반응이 있었던 사람에게는 금기이다.

75세 이상의 큰 수술을 10일 이내 받은 자, 최근의 외상, 고혈압, 출혈성 안질환, 경구혈전방지제를 복용한 자는 조심해서 사용한다.

부작용

- 알레르기: major(12%)(기관지수축, 안와주위부종, 혈관신경부종, 아나필락시스); mild(두드러기, 가려움, 두통, 근골격계 통증, 발적, 오심)
- 혈액학: 혈전염, 출혈 혹은 주사부위 출혈, 자발성 출혈

상호작용

혈전방지제와 NSAIDs는 출혈의 위험을 증가시킨다. aminocaproic acid는 스트렙토의 기능을 역전시킨다.

병원전 고려할 사항

- IV 준비: 5㎖ n/s에 섞거나 5㎖ 5% 포도당에 섞어 주사한다. 용액을 흔들지 않는다. 약간의 침전은 약의 효과에 영향을 미치지 않으며 많은 양이 응고된 경우 사용하지 않는다.
- 주사 부위를 관찰하고, 혈전염이 생긴다면 희석하여 사용한다. 재구성된 약물은 2-4℃에서 보관되고 24시간 지난 것은 사용하지 않는다.
- 7일이 지난 혈전은 strepto에 잘 반응하지 않는다. 그러므로 주사는 최대한 빨리 시행하는 것이 좋다. 급성 심근경색은 4시간 이내, 폐색전증, 심부정맥혈전증은 24시간 이내가 좋다.
- 자발성 출혈은 2배 정도 증가하게 된다. 침습성 장치는 되도록 피하는 게 좋으며, 근육내주사는 금기이다.
- 치료 첫 한 시간 동안은 과다출혈에 대한 관찰을 15분마다, 30분마다 8시간 동안 관찰한다.
- 잇몸출혈, 코피, 혈종, 자발성 반점, 주입부위 출혈, 맥박의 증가, 내부출혈로 인한 통증에 대해 보고한다.
- 주요 알레르기 반응에 대해서도 재빨리 보고하고 치료를 즉시 중단하며 응급치료가 필요하다.
- 작은 증상들은 항히스타민이나 스테로이드 치료를 한다.

- 맥박을 자주 체크한다. 심장리듬, 부정맥일 때에는 즉시 치료를 중단한다.
- 혈압을 확인하고 25이상의 차이가 난다면 치료를 중단한다.
- 예전에 스트렙토를 맞은 사람은 두 번째로 맞지 않는다.

Succinylcholine (석시닐콜린)

분류 탈분극 억제제

상품명 석시콜린(Succicholine™)

치료효과 및 약력학 Ach 수용체에 매우 친화적인 약물로써 혈장 pseudocholinesterase에 의해 빨리 수화된다. Vagal tone을 증가시키며 특히 어린아이와 고용량 때 증가하고 교감신경계를 약간 자극하기도 한다. 주입하면 근육마비가 눈꺼풀과 턱부터 시작하여 사지, 복부, 횡경막까지 진행되고, 의식에는 지장이 없다.

응급 사용 기관내삽관을 용이하게 한다.

성인 용량: 1-1.5mg/kg IV/IM

소아 용량: 1-2mg/kg IV/IM

약동학

흡수: IV 0.5-1분 이내 시작 2-3분 동안 지속, IM 2-3분 이내 시작, 10-30분 지속

분포: 소량 태반통과

대사: pseudo cholinesterase에 의해 혈장에서 분해

배설: 소변으로 배설

금기 및 주의사항

금기: 과민성, 악성 고체온증의 가족력, 눈 관통상, 협각 녹내장

주의하여 사용: 임신상태에서의 안정성은 보장되지 않음. 심각한 화상, 심실부정맥등이 관찰된 충돌환자, 전해질 불균형, 콩팥, 간, 폐 대사적, 심혈관계 질환, 골절, 척수손상, 심각한 간질환, 빈혈, 탈수, 섬유질장애, 포르피리아, 녹내장

부작용

- 중추신경계: 근육연축, 근이완의 지속, 근통
- 심혈관계: 느린맥, 빠른맥, 저혈압, 고혈압, 부정맥, 동정지
- 호흡기계: 호흡기능상실, 기관지수축, 저산소증, 무호흡증
- 기타: 악성 고체온증, 안압 증가, 침분비 증가, 침샘비대, 마이오글로빈혈증, 고칼륨혈증, 장관운동성 감소

상호작용

아미노글리코사이드는 콜리스틴, 싸이클로포스파마이드, 시클로프로판, echothiophate의 요오드화물, 할로탄, 리도카인, 마그네슘, 메토트라이메프라진, 마약성 진통제, 유기 인산화합물, MAO억제제, 페노티아진, 프로카인, 프로카이나마이드, 퀴니딘, 퀴닌, 프로르라놀올은 신경과 근육의 차단을 연장시킨다.

강심제인 글리코시드는 심장 부정맥의 위험을 증가시킬 수 있다.

병원전 고려할 사항

- 변질되지 않은 약제만 사용한다.
- IM주입은 깊게 한다(삼각근).
- IV준비는 1L의 5% 포도당 혹은 N/s에 1g을 희석하여 10mg/min을 초과하지 않도록 주입한다. 지속된 근이완 시 비탈분극형제제가 좋다. IV: 10-30초간 희석되지 않은 제제를 바로 주입한다.
- 기관내삽관을 용이하게 하든가 양압 환기를 즉시 시행한다.
- 속성 내성이 반복주입에 의해 생길 수 있다.
- 활력징후를 확인하고 기도확보를 유지한다.

Tenecteplase (테넥테플라제, TNK)

분류 항응고제

상품명 메탈라제(Metalyse™)

치료효과 및 약력학 3세대 혈전용해제로써 긴 반감기, 빠른 혈전용해, 피브린에 높은 특이성이 심근경색을 포함한 혈전을 녹이는 데 매우 효과적이다.

응급 사용: AMI에서의 사망률을 감소시킨다.

체중에 따라 최고 10,000단위(50mg)까지 투여되며, 정확한 용량을 투여하기 위해서 필요한 양(volume)은 다음과 같이 계산한다.

Patient Weight (kg)	TNKase Dose (mg)	VolumeTNKase to Be Administered (mL)
<60	30	6
≥60 to <70	35	7
≥70 to <80	40	8
≥80 to <90	45	9
>90	50	10

약동학

흡수: 반감기는 90-130분

대사: 간대사

금기 및 주의사항

활동성 내출혈, 2달 이내의 두개내 척수내 수술, 동정맥 기형, 두개내 종양, 조절 안 되는 고혈압,

주의 사용: 최근 큰 수술, 최근의 장관출혈, 외상, 고혈압, 승모판 협창, 심막염, 감염성 심내막염, 간, 콩팥질환, 출혈성 안질환, 감염성 혈전염 혹은 감연된 카눌라(cannula) 고령

부작용

출혈, 혈종, 장출혈, 주입부위 출혈, 혈뇨, 코출혈

상호작용

없음

병원전 고려할 사항

- 치료 후 첫 1시간에는 근육내주사나 다른 침습적인 시술은 하지 않는다.

- 출혈의 징후를 감시한다. 출혈이 일어나면 헤파린이나 항혈소판치료를 중지한다.
- 심혈관계나 신경계를 잘 감시한다.
- 갑작스런 심한 두통, 출혈의 징후, 과민성의 징후가 보이면 담당의에게 신속히 알린다.

Thiamine (티아민)

분류 비타민

상품명 티아민(Thiamine™)

치료효과 및 약력학 티아민은 수용성 비타민으로 비타민 B군이다. 탄수화물 대사의 필수조효소로 체내에서 생산되지 않으므로 음식으로 섭취되어야 한다. 피루브산을 아세틸조효소A로 전환시키는 데 필요하다. 티아민 결핍 시 포도당에서 생산되는 에너지를 얻을 수가 없다. 뇌는 티아민 결핍에 매우 민감하다. 만성적인 알코올중독은 티아민의 흡수 이용을 방해하여 티아민 결핍을 초래한다. 베니케 증후군과 콜사코프 증이 생길 수 있다.

응급 사용 원인을 모르는 혼수상태 시, 특히 알코올이 연관되어 있을 때, 섬망 시

성인 용량: 50-100mg IV/IM

소아 용량: 10-25mg IV/IM

약동학

분포: 넓게 분포, 모유에도 분포됨

배설: 소변으로 배설

부작용

- 중추신경계: 진전, 무력감
- 심혈관계: 심혈관계 실신
- 호흡기계: 폐부종
- 기타: 열감, 두드러기, 가려움, 발한, 오심, 목의 당김, 혈관신경부종, 청색증, 장관출혈, 아나필락시스
- IV주입 시 혈압이 약간 감소됨

병원전 고려할 사항

- 티아민과 덱스트로즈 모두가 필요하다면 흡수를 늘리기 위해 덱스트로즈를 주기 전에 티아민을 투여한다.
- IV주입 시 5분에 걸쳐 100mg을 희석하지 않은 상태로 투여한다.

Tirofiban (티로피반)

분류 항응고제, 항혈소판제, 섬유소용해제, glycoprotein IIb/IIIa inhibitors

상품명 아그라스타트(Aggrastat™)

치료효과 및 약력학 glycoprotein IIb/IIIa 수용체에 결합하는 항혈소

판제로 혈소판 응집을 막는다. 급성 관상동맥 질환의 치료 중 혈전생성을 막는 데 이용된다.

응급 사용 불안정협심증, 심근경색 때 사용

성인 용량: 30분 동안 0.4mcg/kg/min

혈관조영술 동안에도 지속적으로 사용되어야 하고, 혈관성형술 후 12-24시간 동안에도 사용함

소아 용량: 안정성 확보되지 않음

약동학

흡수: 혈액으로 흡수되어 4-8시간 동안 지속됨 반감기 2시간

분포: 65%는 단백질 결합

대사: 소량 대사됨

배설: 65%는 소변으로 25%는 대변으로 배설

금기 및 주의사항

활동성 장출혈 30일 이내, 심막염, 대동맥박리, 비슷한 제제의 동시사용, 동맥류나 동정맥 기형의 과거력, 두개내출혈 혹은 종양의 과거력, 과민성, 3일 이내의 외상, 수술, 혈소판감소증, 임신, 수유일 때 금기

주의: 용혈성 약제 사용 시, 출혈성 망막염, 콩팥기능상실, 18세 이하 사용 시 안정성 유효하지 않음

부작용

- 전신적: 부종, 골반통증, 다리통증

- 중추신경계: 어지러움
- 심혈관계: 느린맥, 관상동맥박리
- 소화기계: 장출혈
- 혈액학: 출혈, 빈혈, 혈소판감소증
- 피부: 발한

상호작용

항응고제, NSAIDs, 살리실산, 항혈소판제제, 약초와 사용 시 출혈의 위험이 증가한다.

병원전 고려할 사항

- 출혈의 징후가 있는지 잘 살핀다.
- 출혈의 위험을 높이는 불필요한 시술은 하지 않는다.

Vasopressin (바소프레신)

분류 호르몬, 혈관수축제

상품명 바소프레신(Vasopressin™)

치료효과 및 약력학 동물의 뇌하수체 후엽에서 추출한 폴리펩티드 호르몬으로 pressor와 ADH를 함유하고 있고 약간의 옥시토신 효과도 있다. 바소프레신은 집합관에서의 수분 재흡수를 통해 소변을 농축시키고 그 결과 90%의 수분을 보존할 수 있다. 나트륨의 재흡수를 증가시키고 칼륨의 재흡수는 감소시킨다. 그러나 부종형성의 원인이 되지는 않는다. 소량으로는 협심증 통증을 일으킬 수 있다. 과량으로는 MI 때 심박수를 줄이고 심박출량을 줄이고 폐혈관압을 증가시키고 혈압을 증가시킨다. 필요량보다 더 과량사용 시 평활근의 직접자극으로 인해 혈관수축제로 작용한다. CPR 동안 에피네프린 대용으로 사용된다.

응급 사용 CPR 동안 말초혈관저항을 높이기 위해 사용 혹은 에피네프린 사용 후 사용된다.

성인 용량: 40단위 IC, 식도정맥류에 출혈조절로 사용 0.2-0.4단위 주사

약동학

흡수: 30-60분 동안 지속; 반감기 10-20분

분포: 세포외액

대사: 간, 콩팥에서 대사

배설: 소변으로 배설

금기 및 주의사항

금기: 요소축적을 동반한 만성신염, 허혈성 심질환, 조기심실수축, 동맥경화증, 분만1기

주의사용: 간질환자, 편두통, 천식, 심장기능상실, 협심증, 세포외액의 빠른주입이 위험한 어떤 상태, 수술 전 혹은 후 polyuric환자, 콩팥질환, 갑상선 비대 혹은 심장합병증, 고령, 소아

부작용

소량에서는 드물다.

과량 사용 시: 피부의 발적, 복통, 오심, 고혈압, 느린맥, 부정맥, 조기

심방수축, 전도장애, 말초혈관수축, 관상동맥부전, 심근경색

상호작용

알코올, demeclocycline, epinphrine, heparin, lithium, phenytoin은 바소프레신의 항이뇨효과를 감소시킬 수 있다; guanethidine, neostigmine은 혈관수축작용을 증가시킬 수 있다; chlorpropamide, clofibrate, carbamazepine, thiazide 이뇨제는 항이뇨작용을 증가시킬 수 있다.

병원전 고려할 사항

- 심정지시 바소프레신의 사용의 이익에 대한 근거는 아직 충분치 않다. 심실세동에 대한 사용은 Class Ⅱb 정도이다. 무수축이나 PEA, 지속된 심정지시의 사용은 아직 정해진 것이 없다.
- 바소프레신은 패혈증쇼크에 유용하다. 표준적 치료가 적절하지 않을 때 사용할 수 있다. Class Ⅱb, 식도정맥류의 치료로서 혈관수축제로 쓰일 때 나이트로글리세린을 IV로 추가하는 것은 장순환의 보존에 효과적이다.

Vecuronium (베쿠로니움)

분류 근이완제

상품명 노큐론(Norcuron™), 베로니(Veroni™), 베카론(Vecaron™), 베크론(Vecron™)

치료효과 및 약력학 pancuronium과 구조적으로 유사한 근골격이완제이다. 예전의 근이완제와는 달리 히스타민 분비가 적어서 심혈관계에 영향을 적게 준다. 또 특징적인 대사, 배설경로가 atracurium과 매우 유사하다. 이 class에 있는 다른 약제들과 동일하게 운동 말단 수용체의 Ach에 경쟁적으로 결합하여 신경전도를 막는다. 전신마취의 유도 후에만 사용된다.

응급 사용 기관내삽관을 용이하게 하기 위해 사용됨

성인 용량: 0.08–0.10 mg/kg IV

소아 용량: 1세 이상 성인과 동일

약동학

흡수: 1분 이내 시작, 3–5분에 최고효과, 25–40분 지속, 30–80분 반감기

분포: 조직과 세포외액에 잘 분포됨, 태반통과, 모유까지 분포되는지는 알려져 있지 않음

대사: 혈류에서 비효소적으로 대사됨

배설: 30–35% 소변으로 배설, 30–35% 담즙배설

금기 및 주의사항

금기: 과민성 있는 자

임산부, 수유부, 태아에게의 안전성은 밝혀진 바 없음.

주의사용: 심각한 간질환, 산염기대사의 장애, 전해질 장애, 심한 비만, 부신, 신경근질환, 순환장애, 악성 고체온증

부작용

- 중추신경계: 골격근 약화
- 호흡기계: 호흡기능상실
- 기타: 악성 고체온증

상호작용

전신마취약은 신경근 전도를 막고 지속 정도를 증가시킨다. amino verapamil은 신경근 전도차단을 증가시킨다. 이뇨제는 증가 혹은 감소시키고 리튬은 지속정도를 증가시킨다. narcotics는 호흡기능상실의 가능성을 증가시킨다.

병원전 고려할 사항

- 안정될 때까지 15분마다 v/s체크하고 다음 2시간 동안은 30분마다 체크한다. 약물 효과에서 완전히 회복될 때까지 기도유지를 잘 한다. 호흡의 수, 깊이, 질을 기록한다. 비만인 환자, 중증근무력증이나 다른 신경근질환을 가진 자는 환기부전을 가질 수 있다.
- 숨을 자연스럽게 쉬는지 깊은 숨, 기침, 눈 뜨기, 입을 다문 채로 머리 들어 올리기, 악력측정을 통해 환자가 약의 효과에서 완전히 회복되었는지 평가하고 회복이 더디면 담당의에게 알린다.
- 심장질환, 부종상태, 고령일 경우 회복이 더디면 알린다.
- 근이완제를 사용하기 전 모든 보조 장비는 미리 사용가능하도록 준비한다.

Verapamil (베라파밀)

분류 칼슘길항제, 혈관확장제

상품명 이솝틴(Isoptin™)

치료효과 및 약력학 베라파밀은 심근과 동맥의 평활근의 세포내로 통하는 느린 채널을 통해 칼슘이 유입되는 것을 막는다. 관상동맥을 확장시키고 수축을 막는다. 그 결과 심근 산소 전달이 증가된다. 또한 정상 심방 심실 수축을 유지한 채로 방실결절 동방결절의 흐름을 낮춘다. 말초 동맥의 혈관 확장을 통해 전체 말초 혈관저항을 낮추고 휴식 시 동맥 혈압을 낮춘다. 베라파밀은 심박수도 낮춘다.

응급 사용 아데노신에 반응 없는 PSVT의 전환, 심방세동 심방조동의 전환

성인 용량: 2.5-5.0mg IV로 천천히 주입. 필요하면 15-30분 때 2배 증량하여 줄 수 있음; 30분 내에 30mg을 초과하면 안 됨

소아: 출생-1세 0.1-0.2mg/kg IV

약동학

흡수: 5분에 시작, 5-15분에 최고효과, 10-60분 지속, 반감기 2-8시간

분포: 넓게 분포, 중추신경계포함, 태반통과, 모유에 존재

대사: 간대사

배설 70% 소변배설, 16% 대변배설

금기 및 주의사항

금기: 심한 저혈압 (수축기혈압 90 미만), 심인성쇼크, 심비대, 디지

탈리스 중독증, 2도 3도 방실전도차단, WPW 증후군, 심방조동, 심방세동, 왼심실기능상실, 심한 심장기능상실,
주의 사용: 뒤시엔느(Duchenne)근이영양증, 간, 콩팥기능상실, 심근경색

부작용

- 중추신경계: 어지러움, 현훈, 두통, 피로, 수면방해, 우울증, 실신
- 심혈관계: 저혈압, 울혈성심부전, 느린맥, 심한 빠른맥, 말초부정, 방실전도차단
- 소화기계: 오심, 복부 불편감, 변비
- 기타: 가려움, 폐부종, 근피로, 간수치 증가

상호작용

β 차단제는 울혈성심장기능상실, 느린맥, 심장전도차단의 위험을 증가시킨다. digoxin 리튬의 독성과 혈중 농도를 증가시킨다. 다른 항고혈압제의 혈압을 낮추는 효과를 증가시킨다. 염화칼슘에 의해 약효가 감소된다.

병원전 고려할 사항

- 10mg/min의 속도로 증류수 5mℓ와 희석하여 IV로 주입한다.
- 주입 전 약제를 관찰한다. 약제는 깨끗하고 무색이어야 한다.
- 혈압, 맥박, 간, 콩팥기능을 투약 전에 확인한다.
- IV 볼루스 주입 시 무증상 저혈압이 올 수 있다. 환자에게 저혈압의 증상을 줄이기 위해 주입 후 1시간 정도는 횡와위를 유지하라고 교

육한다.

- 디지털리스와 동시에 주입 시 방실차단이나 과다한 느린맥이 있는지 관찰한다.
- 정맥주입일수록, 고령, 콩팥기능 이상일수록 부작용의 발생이 증가한다. 이러한 환자에게는 약효가 오래 지속되며 지속적인 심전도 관찰이 필요하다.

Ziprasidone (지프라시돈)

분류 항정신병약물

상품명 젤독스(Zeldox™)

치료효과 및 약력학 지프라시돈은 도파민, 세로토닌 $\alpha 1$ 수용체에 생체 내 강한 결합력을 보인다. 또한 히스타민1 수용체에도 중등도의 친화력을 보인다. 작용의 메커니즘은 알려지지 않았지만 도파민, 세로토닌 길항성을 통해 세로토닌과 노르에피네프린의 재흡수를 막는 것과 관련된 것으로 보인다.

응급 사용 급성 정신분열병의 치료, 급성 조증

성인 용량: 10-20mg IM

소아 용량: 안전용량 없음

약동학

흡수: 잘 흡수되며 60%는 체순환으로 도달, 6-8시간 내에 최고효

과, 반감기 7시간

대사: 간대사

배설: 20% 소변, 66% 담즙배설

금기 및 주의사항

금기: 치매로 인한 섬망, 과민성, QT간격 연장의 과거력 있는 자, 방실차단, 신경다발차단, 부정맥, 선천성 심장병, 최근의 심근경색, 심장기능상실, 느린맥, 저칼륨혈증, 저마그네슘혈증

IV제제; 신경마비성악성증후군, 지연성 운동장애, 탈수, 자외선 노출, 임신, 수유

소아에게서 안정성은 확인되지 않음.

주의: 간질발작의 과거력, 치매, 파킨슨, 알츠하이머, 심혈관질환, 전도장애, 고혈압치료 중, 뇌혈관질환, 간질환, 간질발작, 유방암, 중심체온증가의 위험요인 가진 자, 식도운동장애, 흡인성 폐렴의 위험 있는 자, 자살 위험 있는 자, 소아에서는 7세 이상의 뚜렛장애에서만 해당된다.

부작용

- 전신적: 쇠약, 근통, 체중증가, 독감양 증상, 안면부종, 오한, 저체온증
- 중추신경계: 졸림, 정좌불능, 어지러움, 추체외로 증상, 근육긴장이상, 근육 과긴장, 진전, 안면마비, 적대감, 마비, 혼돈, 현훈, 운동실조증, 기억상실, 섬망
- 심혈관계: 빠른맥, 체위성저혈압, QTc 간격 증가, 고혈압

- 소화기계: 오심, 변비, 소화불량, 설사, 입마름, 식욕부진, 복통, 구토
- 대사: 고혈당, 당뇨
- 호흡기계: 비염, 기침, 호흡곤란
- 피부: 발진, 진균성 피부염, 광과민성

상호작용

카바마제핀은 지프라시돈의 농도를 낮추고, 케토코나졸은 농도를 높이며, 항고혈압약물의 효과를 증가시킨다. 레보도파의 효과에 길항작용을 한다. 항부정맥제, troleandomycin의 약물은 QT 간격을 증가시키면서 부정맥이나 전도차단의 위험성을 높인다.

병원전 고려할 사항

- 항정신병약물로 치료받고 있는 치매로 인한 정신병 증상이 있는 고령 환자들은 사망위험이 높으므로 사용하지 않는다.
- 부정맥, 심장질환, 저칼륨혈증, 저마그네슘혈증, QT연장의 과거력이 있는 사람에게는 절대 투여하지 않는다. 약물 중단 후 지속되는 증상이 있을 경우 담당의와 상의한다.
- 지속된 치료를 받고 있는 특히 고령 여성에서 torsade de pointes, 지발성 안면마비의 증상이 보이는지 잘 감시한다. 약물 중단 후 지속되는 증상이 있을 경우 담당의와 상의한다.
- 자세마다 혈압을 기록한다. 기립성 저혈압 시 담당의에게 보고한다.
- 인지상태를 잘 감시한다.
- 간질이나 치매의 과거력이 있는 환자는 모니터한다.

편집위원

김진우, 홍성엽, 양희범, 윤종근

김진우_대전보건대학교 응급구조과
홍성엽_대전성모병원 응급의학과
양희범_상주적십자병원 응급의학과
윤종근_동강대학교 응급구조과
조병준_강원대학교 응급구조과
김경용_경기도소방학교 구급교육센터
김수일_호원대학교 응급구조과
김미숙_춘해보건대학교 응급구조과
김경완_청암대학교 응급구조과
박상현_동아인재대학교 응급구조과
박재성_동주대학교 응급구조과
김광석_주성대학교 응급구조과
윤병길_주성대학교 응급구조과
강광순_광양보건대학교 응급구조과
방성환_충청소방학교
최재웅_국군의무학교 시뮬레이션센터
김지희_강원대학교 응급구조과

전문응급구조사를 위한 **약물가이드**

초판 인쇄 2012년 8월 25일
초판 발행 2012년 8월 30일

저자 Richard A. Cherry Bryan E. Bledsoe
역자 김진우 외 16인
펴낸이 김기봉
펴낸곳 메디컬코리아

주소 서울 마포구 망원동 471-18 두영빌딩 202호
출판등록 2005년 12월 7일 제307-2005-50호
전화 02-909-3141
팩스 02-338-4832
전자우편 meko7@paran.com
홈페이지 www.medical-korea.co.kr

ISBN 978-89-6315-322-3

정가 20,000원

전문응급구조사를 위한 약물 가이드

Drug guide for Paramedics

전문응급구조사를 위한 약물 가이드

Drug guide for Paramedics